Traumatisch erlebte Geburt

Springer Nature More Media App

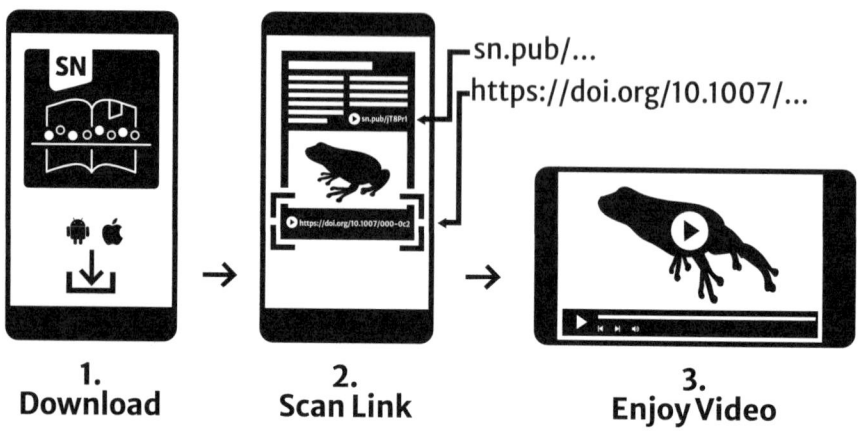

sn.pub/...
https://doi.org/10.1007/...

1.
Download

2.
Scan Link

3.
Enjoy Video

Support: customerservice@springernature.com

Olivia Bolt · Angela Häne

Traumatisch erlebte Geburt

Ein Ratgeber für Betroffene

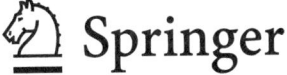

Olivia Bolt
Praxis für Psychotherapie
die psychologinnen
Zürich, Schweiz

Angela Häne
Praxis für Psychotherapie
die psychologinnen
Zürich, Schweiz

Die Online-Version des Buches enthält digitales Zusatzmaterial, das berechtigten Nutzern durch Anklicken der mit einem „Playbutton" versehenen Abbildungen zur Verfügung steht. Alternativ kann dieses Zusatzmaterial von Lesern des gedruckten Buches mittels der kostenlosen Springer Nature „More Media" App angesehen werden. Die App ist in den relevanten App-Stores erhältlich und ermöglicht es, das entsprechend gekennzeichnete Zusatzmaterial mit einem mobilen Endgerät zu öffnen.

ISBN 978-3-662-72026-4   ISBN 978-3-662-72027-1   (eBook)
https://doi.org/10.1007/978-3-662-72027-1

Die Deutsche Nationalbibliothek verzeichnet diese Publikation in der Deutschen Nationalbibliografie; detaillierte bibliografische Daten sind im Internet über https://portal.dnb.de abrufbar.

(c) Nathan / stock.adobe.com

Planung/Lektorat: Monika Radecki
Springer ist ein Imprint der eingetragenen Gesellschaft Springer-Verlag GmbH, DE und ist ein Teil von Springer Nature.
Die Anschrift der Gesellschaft ist: Heidelberger Platz 3, 14197 Berlin, Germany

Wenn Sie dieses Produkt entsorgen, geben Sie das Papier bitte zum Recycling.

Vorwort

Wähle Mitgefühl statt Scham

Als Psychotherapeutinnen mit dem Schwerpunkt Peripartalpsychotherapie sehen wir in unserer eigenen Praxis viele Frauen, die durch ihre Geburtserfahrung nachhaltig psychisch belastet sind – oft noch Monate nach der traumatisch erlebten Geburt. Die Geburt eines Kindes wird in der Psychologie als sogenanntes kritisches Lebensereignis bezeichnet, d.h., die Geburt gilt als einschneidendes und potenziell belastendes Ereignis im Leben einer Frau. Dennoch machen wir die Erfahrung, dass viele klinisch tätige Psychotherapeut:innen das subjektive Erleben der Geburt nicht ausreichend erfassen und die psychischen Beschwerden in der Folge kaum mit der Geburt in Zusammenhang bringen. Dies gilt insbesondere für psychische Beeinträchtigungen, die erst längere Zeit nach der Geburt zum Aufsuchen einer psychotherapeutischen Fachperson führen. Nach einer traumatisch erlebten Geburt, die zahlreiche Folgen für das psychische Wohlergehen der betroffenen Mutter mit sich bringt, trifft aber genau dies häufig zu.

In unserem therapeutischen Alltag beobachten wir, dass die Einbeziehung der Geburtserfahrung in die Psychotherapie sowie eine zugewandte Unterstützung bei der Verarbeitung der Geburt zu einer starken Reduzierung der Symptome führen. Dies tritt unabhängig von der Art und Schwere der Symptome ein, auch unabhängig davon, ob diese bereits die Kriterien für eine spezifische psychische Störung erfüllen oder nicht. Gerade die mitgefühlsbasierte Psychotherapie nach Paul Gilbert (engl. Compassion Focused Therapy) ist für die peripartale Zeit sehr geeignet, da damit insbesondere die für diese Lebensphase typischen unangenehmen Emotionen wie Scham und Schuld bearbeitet werden können.

Längst nicht alle Frauen, die eine Geburt als traumatisch erlebt haben, nehmen eine Psychotherapie in Anspruch oder erhalten sofort einen Therapieplatz. Vielleicht gehörst du zu den Müttern, die sich fragen, warum du nicht dankbar sein kannst, ein gesundes Kind zu haben. Warum du weiterhin mit der Geburt haderst, obwohl sie schon eine Weile zurückliegt. Warum du immer wieder an die Geburt zurückdenkst und nicht einfach weitermachen kannst. Warum du dich schuldig fühlst und denkst, du hättest während der Geburt etwas anders oder besser machen sollen. Wenn du Antworten auf diese Fragen suchst, ist dieses Buch für dich. Mit diesem Ratgeber möchten wir eine Brücke zu dir als Betroffene einer traumatisch erlebten Geburt bauen – jenseits des klassischen 1:1-Therapiesettings. Er enthält die Essenz unserer täglichen Arbeit mit Frauen nach einer traumatisch erlebten Geburt. Frei von Anklagen und Überzeugungen beschreiben wir hier, wie es Frauen nach einer traumatisch erlebten Geburt geht. Du hast während deiner Geburt einen Kontrollverlust erlebt, der mit keiner bisherigen Erfahrung vergleichbar ist. Damit bist du nicht allein. Schwangerschaft und Geburt sind Ereignisse, welche bezüglich des emotionalen Erlebens ihre ganz speziellen Besonderheiten haben.

Als Psychotherapeutinnen ist es uns ein großes Anliegen, dir zunächst fundiertes psychologisches Wissen zum Erleben von Schwangerschaft und Geburt zu vermitteln. Anschließend erläutern wir, wie eine traumatisch erlebte Geburt definiert wird und welche Risikofaktoren eine solche Traumatisierung begünstigen. Wir sind davon überzeugt, dass dieses Wissen dir und deinen Angehörigen helfen kann, mit deinen ganz persönlichen traumatischen Erfahrungen umzugehen. Im praktischen Teil des Ratgebers vermitteln wir dir anhand der mitgefühlsbasierten Psychotherapie konkrete Selbsthilfestrategien. Mit diesem Ratgeber möchten wir dich auf eine gemeinsame Entdeckungsreise einladen, mit dem Ziel, dir selbst gegenüber mehr Verständnis und Mitgefühl zu entwickeln. Du trägst keine Schuld daran, wie du dich fühlst.

Zürich
01.08.2025

Dr. phil. Olivia Bolt
Dr. phil. Angela Häne

Hinweis zur Sprache und zu den Praxisbeispielen

Zur besseren Lesbarkeit verwenden wir in diesem Ratgeber die Formulierung *betroffene Frauen,* wenn wir über Menschen sprechen, die eine traumatische Geburt erlebt haben. Diese Bezeichnung umfasst alle gebärenden Personen – unabhängig von ihrer Geschlechtsidentität. Gemeint sind ausdrücklich auch transsexuelle Männer, nicht-binäre Menschen und alle anderen, die gebären oder geboren haben.

Wenn wir über die Partner:innen der betroffenen Frauen schreiben, verwenden wir die Begriffe *Partner oder Partnerin* beziehungsweise *Partner:innen.* Darunter fallen alle Menschen, die in einer unterstützenden oder familiären Beziehung zur betroffenen Person stehen – unabhängig davon, ob sie verheiratet, in einer Liebesbeziehung oder als Co-Eltern ohne romantische Bindung verbunden sind.

Dieser Ratgeber vereint fundiertes psychologisches Wissen über Schwangerschaft, Geburt und Trauma mit anschaulichen Praxisbeispielen und konkreten Selbsthilfe-Übungen. Zum Schutz der Privatsphäre unserer Klientinnen basieren die Beispiele auf typischen Erfahrungen aus unserem klinischen Alltag und spiegeln keine einzelnen Personen wider.

Inhaltsverzeichnis

Über die Autorinnen

Dr. phil. Olivia Bolt ist Psychotherapeutin und Paartherapeutin in eigener Praxis in Zürich. In ihrer klinischen Arbeit liegt ihr Schwerpunkt auf der psychotherapeutischen Begleitung von Müttern, Vätern und Paaren. Darüber hinaus gibt sie Fortbildungen im Bereich der mitgefühlsbasierten Psychotherapie und ist in Forschungsprojekten zu diesem Thema eingebunden. Privat lebt sie in einer kunterbunten Patchworkfamilie am Zürichsee.

Dr. phil. Angela Häne ist Psychotherapeutin und Supervisorin in eigener Praxis in Zürich. Ihr Schwerpunkt liegt in der psychotherapeutischen Begleitung von Frauen, Müttern und Eltern. Neben ihrer Praxistätigkeit ist sie als Dozentin für die peripartale psychische Gesundheit an verschiedenen Hochschulen tätig und engagiert sich in der Fortbildung von Fachpersonen aus den Bereichen Psychotherapie, Gynäkologie und Geburtshilfe. Privat lebt sie mit ihrer Familie in der Region Zürich.

1

Einleitung

Inhaltsverzeichnis

> Geburten sind allgemein und medizinisch betrachtet ein häufiges Ereignis. Für Eltern ist die Geburtserfahrung hingegen höchst einzigartig und lebensverändernd. In diesem einleitenden Kapitel geht es um die Bedeutung der Geburt und wie diese von persönlichen Glaubenssätzen und gesellschaftlichen Idealen geprägt wird.

1.1 Die Rolle der Geburt in der Medizin und Psychotherapie

Lange Zeit standen die körperliche Gesundheit und Unversehrtheit von Mutter und Kind im Vordergrund der Geburtshilfe. Im Laufe der Zeit nahm das Interesse am emotionalen Befinden und der psychischen Gesundheit der Mutter zu. Die psychotherapeutische Forschung konzentrierte sich zunächst auf den Einfluss der psychischen Beeinträchtigung einer Mutter auf

O. Bolt und A. Häne, *Traumatisch erlebte Geburt*,
https://doi.org/10.1007/978-3-662-72027-1_1

die kindliche Entwicklung oder auf die Mutter-Kind-Bindung. Studien, in denen die Mutter und ihr psychisches Erleben im Zentrum stehen, traten erst in den letzten Jahren zum Vorschein (Athan 2024). In der Psychologie stellt die Geburt eines Kindes für werdende Eltern ein sogenanntes kritisches Lebensereignis dar (McKelvin et al. 2021). Es wird als ein hoch bedeutsames Ereignis gesehen, das mit weitreichenden psychologischen und körperlichen Anpassungsleistungen und Veränderungen auf sozialer, beruflicher und kultureller Ebene einhergeht – eine sogenannte vulnerable Phase (Athan und Reel 2015). Während viele Frauen ihre Geburt auf positive Weise erleben, kann die Geburt eines Kindes auch eine traumatische Erfahrung darstellen und mit psychischer Belastung einhergehen (Soet et al. 2003). Die Art und Weise, wie eine Mutter ihre Geburt erlebt und bewertet, wirkt sich auf ihr Selbstwertgefühl, ihr Selbstvertrauen und ihre Zuversicht aus – und prägt damit ihren Blick auf die erste Zeit mit dem Baby. Im schlimmsten Fall können als Reaktion auf ein traumatisches Geburtserleben behandlungsbedürftige psychische Störungen entstehen (Larsson et al. 2011; Slade et al. 2022).

1.2 Die individuelle Bedeutung der Geburt für Mütter

Weltweit kommen zwischen 130–140 Millionen Babys pro Jahr auf die Welt (Ritchie et al. 2024). Eine Geburt ist demnach ein extrem häufiges Ereignis und dadurch auch etwas ganz Normales. So wird die Mehrheit aller Frauen, rund 85 % weltweit, im Laufe ihres Lebens Mutter (McKay 2023). Auf der anderen Seite ist eine Geburt etwas sehr Privates und wird höchst individuell erlebt. Dazu gehören persönliche Wünsche, Überzeugungen und Ideen in Bezug auf die Geburt, welche auch im Kontext von gesellschaftlichen Bildern und Idealen stehen. Die Geburt ist ebenso ein nach außen hin sichtbares Ereignis, das üblicherweise im sozialen Kontext von Familie und Freundeskreis kommuniziert wird. Oft scheint es, als verfüge jeder über eine Meinung zum Thema Geburt, sodass Schwangere unvermeidlich mit den Ansichten ihres Umfeldes konfrontiert werden. Insbesondere gegen Ende der Schwangerschaft werden Fragen nach dem Geburtsmodus oder Ratschläge zur Geburt an eine Schwangere herangetragen. Zwar sind diese in der Regel gut gemeint, doch spiegeln sich darin auch gesellschaftliche Werthaltungen und Idealvorstellungen wider. Diese können persönliche Glaubenssätze oder eigene Erwartungen formen und als Bestandteil unseres kognitiven Bewertungsprozesses auf das spätere subjektive Geburtserleben

Einfluss nehmen. Wenn auch Glaubenssätze nicht ausschließlich negative Auswirkungen auf unsere Gefühlswelt haben, handelt es sich in der Regel um absolute, generalisierte und rigide Überzeugungen. In der Regel sind sie uns nicht bewusst und werden aktiv, wenn wir uns in bestimmten Situationen oder Lebensabschnitten befinden, in denen diese Glaubenssätze relevant sind.

1.3 Häufige Glaubenssätze bezüglich Geburten

Im Folgenden stellen wir dir die häufigsten Glaubenssätze rund um das Thema Geburt vor und erläutern, weshalb sie häufig dazu führen, eigene Gefühle zu entwerten – und daher meist wenig hilfreich sind. Im Gegenteil: Glaubenssätze stellen oft eine starre Ausprägung von Moral oder inneren Einstellungen dar. Werden Abweichungen vom Ideal wahrgenommen, lösen sie nicht selten Schuld- oder Schamgefühle in Zusammenhang mit der Geburt aus (Chabbert et al. 2021; Soet et al. 2003).

Da muss frau halt durch
Es ist allen Schwangeren rational klar, dass – ganz egal wie – das Baby auf die Welt kommen wird. Dieses Wissen allein vermag aber häufig vorhandene Ängste oder Befürchtungen vor der Geburt und den damit verbundenen Schmerzen nicht gänzlich mindern. Bei Schwangeren können häufig zwei gegensätzliche Bewältigungsmechanismen in Bezug auf Ängste vor der Geburt beobachtet werden (Beck und Watson 2010; Ji et al. 2023; Lazarus 2006). Der Deutlichkeit halber werden diese hier nun in Extremen skizziert, in der Realität befinden sich Frauen häufig irgendwo zwischen diesen beiden Stilen mit einer Tendenz in eine der Richtungen. Der erste Bewältigungsstil beinhaltet die Übernahme des oben genannten Glaubenssatzes. Aus der Überzeugung heraus, dass es irgendwie schon gehen wird, erfolgt keine weitere innere Auseinandersetzung. Die Geburt und auch mögliche Risiken werden ausgeblendet, genauso wie die aufkommenden Sorgen oder Ängste. Dieser Bewältigungsstil kann als vermeidend aufgefasst werden (Han et al. 2022; Wang et al. 2025). Das genaue Gegenteil davon umschreibt den zweiten Bewältigungsstil, bei dem Schwangere mental in die Welt der Geburtshilfe eintauchen und sich vertiefen, oft bis ins Detail, mit allen Aspekten der Geburt auseinandersetzen. Sie begegnen ihren Ängsten durch ein möglichst hohes Verständnis der Abläufe und von aufkommenden Komplikationen.

Dieser Bewältigungsstil kann als eine Art aktiver Kontrollversuch über eine Erfahrung, die häufig nicht gänzlich kontrollierbar ist (Chabbert et al. 2021), verstanden werden. Beide Bewältigungsstile gehen mit dem nächsten Glaubenssatz zur Vorbereitung einher.

Alles eine Frage der Vorbereitung

Ausgehend davon, wie eine Schwangere ihre Ängste und sorgenvollen Gedanken zur Geburt bewältigt, wird sie sich in der Geburtsvorbereitung mehr oder eher weniger engagieren. Der aktive Bewältigungsstil geht oft mit der Überzeugung einher, dass jede Komplikation, jede Geburtssituation mit der richtigen Vorbereitung gemeistert werden kann. Damit ist unbewusst oder bewusst auch die Vorstellung von Kontrolle der Geburt verbunden. Je mehr ich aktiv unternehme, um mich vorzubereiten, zum Beispiel Bücher oder Blogs zur Geburt lese, Kurse besuche, an weiteren geburtserleichternden Angeboten wie etwa Akupunktur oder Hypnose teilnehme, desto mehr kann sich der Glaube an eine Kontrolle der Geburt ausbreiten (Beck und Watson 2010). Bin ich jedoch davon überzeugt, dass die Geburt sowieso nicht kontrolliert werden kann, verfolge ich mit dem vermeidenden Bewältigungsstil eher das Ziel, möglichst keine Informationen zu erhalten. Fortschritte in der Medizin und den damit einhergehenden Techniken führten dazu, dass wir heute einerseits die Fruchtbarkeit und Schwangerschaft überwachen können (Ovulationsmessgeräte, Frühschwangerschaftstests) und andererseits auch bedrohliche Schwangerschaftsverläufe oder tödlich verlaufende Geburten reduzieren können (O'Donovan et al. 2014). Diese positive Entwicklung führt jedoch auch dazu, dass unvorhersehbare Wendungen, die während der Geburt auftreten können, schwangeren Frauen oft nicht präsent sind (Sahib 2016).

Normal ist eine spontane (vaginale) Geburt

Die vaginale Geburt gilt gesellschaftlich als die normale Geburt, da der weibliche Körper dafür vorgesehen ist. Dabei hat die Bewertung, was als eine normale Geburt gilt und was nicht, weitreichende Auswirkungen. Schwangere, bei denen es im Verlauf der Geburt zu einem Kaiserschnitt kam, entwickeln dadurch manchmal das Gefühl, unnormal zu sein. Oft geht damit auch einher, dass der Kaiserschnitt als nahezu bequeme oder einfache Geburt bezeichnet wird, was das Aufkommen von Versagensgefühlen sowie Scham- und Schuldgefühlen fördert. Ein Kaiserschnitt ist nicht ein einfacher Weg, sondern lediglich ein Weg, um zu einem erwünschten Ergebnis zu kommen: gesunde Mutter, gesundes Baby. Auf der anderen Seite wird durch diesen Glaubenssatz auch vermittelt, dass sich Frauen nach vaginalen

Geburten automatisch glücklich fühlen müssten. Sind Frauen unglücklich und bestürzt über ihre vaginale Geburt, berichten viele von einem Gefühl, undankbar zu sein, schließlich hätten sie ja normal gebären können. Dabei geht vergessen, dass eine von außen unauffällige vaginale Geburt mit großen emotionalen Verletzungen und Belastungen verbunden sein kann (Scotland 2020). Die Einteilung von Geburten in normal und unnormal birgt also unabhängig vom Geburtsmodus das Risiko, dass Mütter sich aufgrund ihrer Geburt und der damit einhergehenden Gefühle nicht gut fühlen und selbst abwerten.

Hauptsache ein gesundes Kind
Das Baby ist gesund und entwickelt sich prächtig und doch kämpfen viele Mütter mit der Verarbeitung ihrer Geburt oder sind dadurch traumatisiert. Zusätzlich fühlen sie sich schuldig, weil sie trotz eines gesunden Kindes den Start in das gemeinsame Familienleben nicht genießen können und sich, im Gegenteil, als Folge der Geburtserfahrung psychisch stark belastet fühlen. Dankbarkeitsappelle aus der Gesellschaft sind wohl gut gemeint, doch fühlen sich Mütter dadurch nach einer traumatisch erlebten Geburt oft nicht gesehen und in ihrem Leid nicht ernst genommen (Scotland 2020). Wir können Dankbarkeit für ein gesundes Kind empfinden und gleichzeitig durch die Geburt anhaltend traumatisiert sein. Diese Dankbarkeit sollte nicht zur Bewältigung einer Traumatisierung herangezogen werden, da damit die Wahrnehmungen und Gefühle von den betroffenen Müttern heruntergespielt werden.

1.4 Der Kontrast zwischen Vorstellungen und Realität

Unser Denken über Geburt ist geprägt von Erzählungen anderer Mütter oder Freundinnen, von Berichten in den sozialen Medien sowie von Darstellungen in Film und Fernsehen. Lange bevor eine Frau schwanger wird und sich Gedanken über ihre bevorstehende Geburt macht, entwickeln sich bereits innere Glaubenssätze rund um das Thema Geburt – geprägt von individuellen Vorerfahrungen mit den eigenen Eltern oder anderen Beziehungspersonen, von Schmerzerfahrungen oder auch früheren Traumata. Persönliche Überzeugungen sind bei vielen Frauen eng verwoben mit den gesellschaftlich vorherrschenden Idealen in Bezug auf eine Geburt. Dies steht jedoch im Widerspruch zur bereits beschriebenen Individualität des Geburtserlebnisses: Jede Frau durchlebt ihre ganz eigene Geburtserfahrung, die so einzigartig ist wie ihr persönlicher Fingerabdruck. Und dennoch wirken in den meisten Frauen viele dieser Glaubenssätze und Idealvorstellungen, die vorgeben, wie eine ideale Geburt hätte ablaufen sollen und welche Gefühle sie dabei hätten erleben müssen. Werden die eigenen Erlebnisse als Abweichung von diesem Ideal wahrgenommen, entstehen häufig belastende Gefühle wie Schuld und Scham. Das subjektive Geburtserleben ist deshalb von großer Bedeutung, weil die dabei vorherrschenden Gefühle zu den zentralen Faktoren gehören, welche zu einer traumatisch erlebten Geburt beitragen können. Umso wichtiger ist es, mithilfe von psychologischem Fachwissen deutlich zu machen: Diese Gefühle dürfen sein – sie sind eine natürliche Reaktion auf das, was während der Geburt erlebt wurde. Sie sind kein Zeichen dafür, dass du etwas falsch gemacht hast.

Das Wichtigste in Kürze
Die Geburt ist ein hoch bedeutsames Ereignis im Leben einer Frau und Mutter. Bereits mit Eintritt einer Schwangerschaft beginnen sich daher die meisten Frauen intensiv mit ihrer bevorstehenden Geburt auseinanderzusetzen. Eine Vorstellung von der Geburt haben wir jedoch in uns, lange bevor wir die eigene Geburt unseres Kindes erfahren. Gesellschaftliche Vorstellungen und Idealbilder von Geburten hinterlassen ebenfalls ihre Spuren in unserem Bewusstsein. Früh verankerte Glaubenssätze beeinflussen unsere Erwartungen an die Geburt – sie formen unsere Hoffnungen, Wünsche, aber auch unsere Ängste. Kommt es dann dazu, dass die tatsächliche Geburtserfahrung stark von diesen inneren Bildern abweicht oder wird sie gar traumatisch erlebt, kann das tiefe emotionale Spuren hinterlassen. Viele Frauen fühlen sich in solchen Fällen nicht verstanden oder sogar als Versagerinnen. Schuld- und Schamgefühle sind häufig die Folge, besonders wenn der gesellschaftliche Druck nach einer schönen oder natürlichen Geburt groß ist.

Literatur

Athan A (2024) A critical need for the concept of matrescence in perinatal psychiatry. Front Psych 15. https://doi.org/10.3389/fpsyt.2024.1364845

Athan A, Reel H (2015) Maternal psychology: Reflections on the 20th anniversary of Deconstructing Developmental Psychology. Fem Psychol 25(3):311–325. https://doi.org/10.1177/0959353514562804

Beck CT, Watson S (2010) Subsequent childbirth after a previous traumatic birth. Nurs Res 59(4):241–249. https://doi.org/10.1097/NNR.0b013e3181e501fd

Chabbert M, Panagiotou D, Wendland J (2021) Predictive factors of women's subjective perception of childbirth experience: A systematic review of the literature. J Reprod Infant Psychol 39(1):43–66. https://doi.org/10.1080/02646838.2020.1748582

Han L, Bai H, Lun B, Li Y, Wang Y, Ni Q (2022) The prevalence of fear of childbirth and its association with intolerance of uncertainty and coping styles among pregnant Chinese women during the COVID-19 pandemic. Front Psych 13. https://doi.org/10.3389/fpsyt.2022.935760

Ji K, Li Z, Min H, Sun L, You H, Zhao Y (2023) The mechanisms of prenatal coping styles and message sources among pregnant women with fear of childbirth: A cross-sectional study. Research Square. https://doi.org/10.21203/rs.3.rs-3172684/v1

Larsson C, Saltvedt S, Edman G, Wiklund I, Andolf E (2011) Factors independently related to a negative birth experience in first-time mothers. Sexual & Reproductive Healthcare 2(2):83–89. https://doi.org/10.1016/j.srhc.2010.11.003

Lazarus RS (2006) Stress and emotion: A new synthesis. Springer

McKay S (2023) Baby brain. The surprising neuroscience of how pregnancy and motherhood sculpt our brains and change our minds (for the better). Hachette Australia

McKelvin G, Thomson G, Downe S (2021) The childbirth experience: A systematic review of predictors and outcomes. Women and Birth 34(5):407–416. https://doi.org/10.1016/j.wombi.2020.09.021

O'Donovan A, Alcorn KL, Patrick JC, Creedy DK, Dawe S, Devilly GJ (2014) Predicting posttraumatic stress disorder after childbirth. Midwifery 30(8):935–941. https://doi.org/10.1016/j.midw.2014.03.011

Ritchie H, Mathieu E, Roser M (2024) How many people die and how many are born each year? Our World in Data. https://ourworldindata.org/births-and-deaths

Sahib T (2016) Es ist vorbei – ich weiß es nur noch nicht: Bewältigung traumatischer Geburtserfahrungen. BoD – Books on Demand

Scotland M (2020) Birth Shock: How to recover from birth trauma – why 'at least you've got a healthy baby' isn't enough. Pinter & Martin

Slade P, Murphy A, Hayden E (2022) Identifying post-traumatic stress disorder after childbirth. BMJ 377, e067659.. https://doi.org/10.1136/bmj-2021-067659

Soet JE, Brack GA, DiIorio C (2003) Prevalence and predictors of women's experience of psychological trauma during childbirth. Birth 30(1), 36–46. https://doi.org/10.1046/j.1523-536x.2003.00215.x

Wang Y, Liu C, Sun Y, Yuan Y, Chen L (2025) The mediating role of coping style in the relationship between fear of childbirth and psychological birth trauma among natural childbirth women in China: A structural equation model analysis. BMC Pregnancy Childbirth 25(1):18. https://doi.org/10.1186/s12884-025-07146-6

2

Das Erleben von Schwangerschaft und Geburt

Inhaltsverzeichnis

Veränderungen und bedeutsame Lebensereignisse sind häufig begleitet von Schwankungen in unserem psychischen Befinden – so auch eine Schwangerschaft und Geburt. Dieses Kapitel beschreibt, welche psychologischen, biologischen und sozialen Besonderheiten eine Schwangerschaft und die Zeit rund um die Geburt zu einer einzigartigen Erfahrung werden lassen, ohne dabei die zusätzliche Belastung einer Traumatisierung einzubeziehen.

2.1   Psychische Veränderungen in der Schwangerschaft

Die psychische Gesundheit einer Frau während der Schwangerschaft wirkt sich in vielfacher Hinsicht aus. Wie es dir während deiner Schwangerschaft ergangen ist, hat nämlich einen entscheidenden Einfluss darauf, wie viele emotionale und mentale Ressourcen dir während der Geburt zur Verfügung stehen, um die damit einhergehenden Herausforderungen, wie zum Beispiel

© Der/die Autor(en), exklusiv lizenziert an Springer-Verlag GmbH, DE, ein Teil von
Springer Nature 2026
O. Bolt und A. Häne, *Traumatisch erlebte Geburt*,
https://doi.org/10.1007/978-3-662-72027-1_2

9

Schmerzen, bewältigen zu können. Die meisten Schwangerschaftsratgeber umschreiben die Entwicklungen, welche ein Fötus in der jeweiligen Schwangerschaftswoche durchläuft und welche äußerlichen und körperlichen Anpassungen werdende Mütter erwarten. Im Verhältnis dazu erhalten die psychischen Veränderungsprozesse, welche mit Eintritt der Schwangerschaft beginnen, verhältnismäßig wenig Aufmerksamkeit. Psychisch wird eine Schwangerschaft sowohl von positiven Gefühlen wie Freude und Zuversicht begleitet als auch von negativen Gefühlen wie Trauer um unser bisheriges Leben oder Ängsten, den Anforderungen als zukünftige Mutter nicht gerecht zu werden. Vielleicht hast auch du erfahren, dass positive wie negative Gefühle gleichzeitig vorkommen können. Diese psychologischen Prozesse sind nur den wenigsten von uns bekannt. Daher stellen wir dir im Folgenden die psychischen Besonderheiten, die mit dem jeweiligen Trimester in Verbindung stehen, einzeln vor. Diese Informationen sollen dir helfen, ein tiefgreifendes Verständnis für dich und dein Befinden zu entwickeln und dir selbst mit Mitgefühl zu begegnen.

Erstes Trimester

Mit einem positiven Schwangerschaftstest beginnt eine aufregende Zeit. Er ist Zeichen für den Beginn eines neuen Lebens in dir und gleichzeitig für den Start eines gänzlich neuen Lebens für dich, die werdende Mutter. Die erste emotionale Reaktion auf den positiven Schwangerschaftstest kann individuell sehr unterschiedlich sein und reicht von großer Freude und Euphorie, über Angst und Unsicherheit, Überforderung, bis hin zur Traurigkeit (Abb. 2.1). Selbst wenn die Schwangerschaft geplant war, ist eine häufige erste Emotion das Gefühl von Angst (Sacks und Birndorf 2019). Angst als solche ist wiederum häufig mit Aufregung verwoben, beides führt zu Herzrasen und meist dauert es eine gewisse Zeit, bis klar ist, ob es sich dabei um eine angenehme oder eine störende Empfindung handelt. Vielleicht warst auch du verwundert über deine erste Reaktion auf den positiven Schwangerschaftstest, da du es dir anders ausgemalt hattest. In den Köpfen vieler Frauen ist ein positiver Schwangerschaftstest verbunden mit dem übermäßigen Gefühl von Freude – wie wir es aus unzähligen Filmszenen oder aus Beiträgen in den sozialen Medien kennen. In der Realität ist es sehr menschlich, mit Angst auf eine große bevorstehende Lebensveränderung zu reagieren. Häufig stellt dies eine erste Auseinandersetzung mit den ambivalenten Gefühlen einer werdenden Mutter dar.

Zudem befinden sich die meisten Schwangeren während der ersten Schwangerschaftswochen in einer paradoxen Situation: Einerseits wird alles dafür getan, dass das heranwachsende Baby gesund bleibt, und andererseits ist allen Schwangeren bewusst, dass die Schwangerschaft in den ersten Wochen noch nicht als gesichert gilt und das Fehlgeburtsrisiko in dieser Zeit am höchsten ist. Häufig befinden sich Frauen in den ersten Wochen daher in einem vorsichtig optimistischen Zustand. Um dem Fehlgeburtsrisiko und den damit einhergehenden Unsicherheiten zu begegnen, suchen sie nach Orientierung und Halt in Ratgebern oder durch das Befolgen von besonderen Ernährungs- und Bewegungsvorgaben. Oft gestaltet sich das erste Trimester daher psychologisch erschöpfend (Sacks und Birndorf 2019). Erschwerend sind die ersten Schwangerschaftswochen oftmals von unangenehmen Symptomen wie Übelkeit oder Erbrechen überschattet, die nicht kontrolliert werden können. Bei ausgeprägten Schwangerschaftssymptomen schwinden die eigenen Energieressourcen schnell dahin, wodurch auch die Freude über die Schwangerschaft in den Hintergrund rücken kann. Wie das erste Trimenon erlebt wird, unterscheidet sich von Frau zu Frau. Im Gegensatz dazu wird in der Vorstellung meist ein einheitliches Bild der Schwangerschaft gezeichnet. Gesellschaftliche Idealbilder einer Schwangeren präsentieren durchweg eine glückliche Frau, die von innen heraus strahlt. Für die einen trifft dieses Ideal zu, während andere Frauen bei sich Abweichungen feststellen und sich selbst kaum noch wiedererkennen im schwangeren Zustand.

> Psychologisch betrachtet ähnelt das erste Trimester einer Art Achterbahn der Gefühle. Positive und negative Gefühle können gleichzeitig vorkommen und so stark ausgeprägt sein, dass sie die Bewältigungsmechanismen einer Schwangeren gar überfordern können.

Zweites Trimester

Das zweite Trimester ist für viele Frauen die Zeit, in der sie ihre Freude über das wachsende Baby unbeschwerter genießen können – die risikoreichsten Wochen liegen hinter ihnen und die typischen Anfangsbeschwerden der Schwangerschaft sind oftmals abgeklungen (Abb. 2.1). Auch in Bezug auf die Stimmung gilt das zweite Drittel häufig als die angenehmste Phase, in der die meisten Frauen wieder mehr Energie haben. Psychologisch ist es die Zeit, in der sich werdende Mütter – zumeist unbewusst – in ihrer Vorstellung intensiv mit dem zukünftigen Kind und der Mutterschaft auseinandersetzen. Über Gedanken oder bildhafte Vorstellungen wird ein Fantasie-Baby entwickelt, welches sowohl das Wesen und Temperament als auch äußere Merkmale wie etwa Augen- oder Haarfarbe des ungeborenen Kindes enthält. Parallel dazu entsteht eine Vision über das Muttersein und wie sich dieses

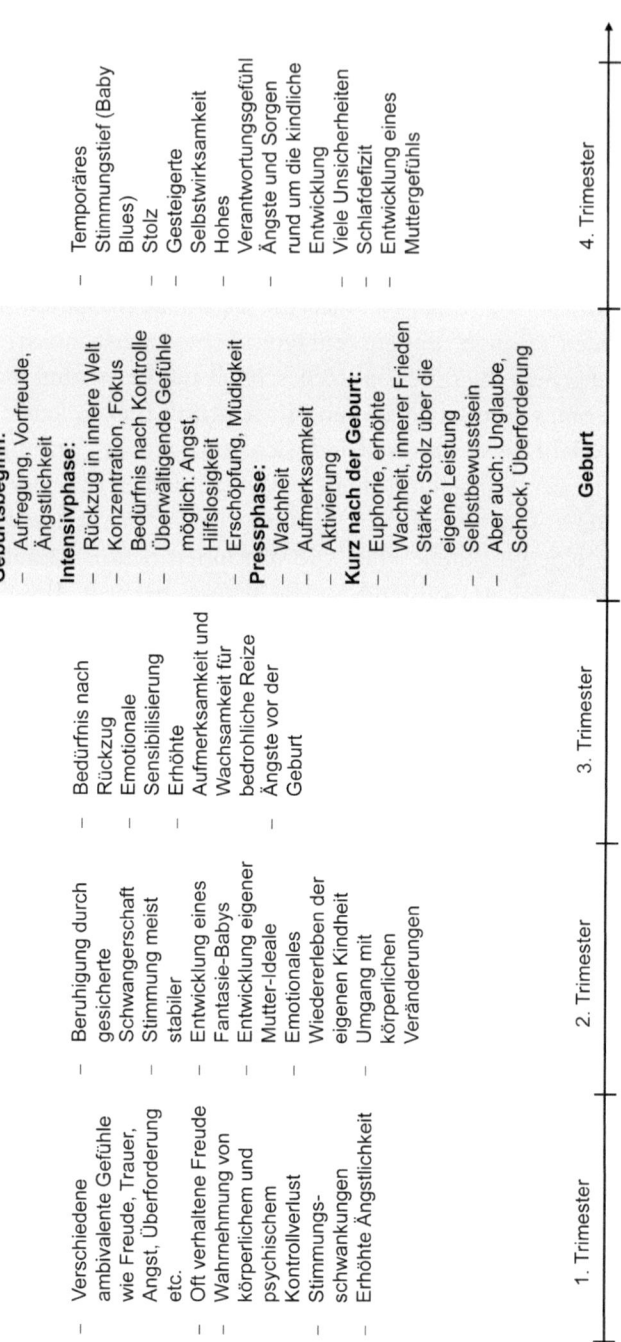

Abb. 2.1 Psychische Prozesse in Schwangerschaft, Geburt und Postpartalzeit

anfühlen wird (Stern & Bruschweiler-Stern 2014). Diese Wünsche und Vorstellungen werden nicht losgelöst von eigenen Erfahrungen mit wichtigen Bezugspersonen entwickelt. Oft spiegeln sich darin besonders prägende Erlebnisse mit der eigenen Mutter wider. Aus psychologischer Sicht handelt es sich bei diesen Vorstellungen um mentale Vorbereitungshandlungen auf die zukünftige neue Rolle als Mutter (Sacks und Birndorf 2019).

> Im zweiten Schwangerschaftsdrittel entsteht in der Vorstellung ein Fantasiebild des Babys, das sowohl innere als auch äußere Merkmale aufweist. Häufig entwickeln sich unbewusst Erwartungen und Annahmen darüber, wie es ist, Mutter zu sein und wie sich das Muttersein anfühlen wird. Diese mentalen Prozesse unterstützen die psychische Vorbereitung auf die Mutterschaft.

Drittes Trimester

Das dritte Trimester läutet eine neue Phase ein, in der Schwangere vielfach das Bedürfnis haben, sich vermehrt zurückzuziehen und zum Beispiel das Zuhause auf das zukünftige Baby vorzubereiten. Auf emotionaler Ebene findet eine Sensibilisierung der Emotionen statt. Damit ist gemeint, dass werdende Mütter wachsamer und aufmerksamer in Bezug auf mögliche Bedrohungen für das Ungeborene werden und im Allgemeinen empfindsamer sind. Beispielsweise reagieren sie stärker auf Aussagen der Gynäkolog:innen oder anderen Fachpersonen, machen sich schneller Sorgen und erleben sämtliche Emotionen intensiver (Stern & Bruschweiler-Stern 2014). Diese emotionale Sensibilisierung hängt wiederum mit einer erhöhten Aktivierung von Hirnarealen zusammen, die den Menschen früher das Überleben sicherten. Diese Hirnareale gehören zum sogenannten Bedrohungsmodus, welcher als eine Art Radar für Bedrohungen dient. Die damit zusammenhängende erhöhte Aufmerksamkeit für mögliche Gefahren kommt einerseits dem Überleben des Babys zugute, andererseits kann sie negative Auswirkungen auf das psychische Wohlergehen von Müttern kurz vor, während und nach der Geburt haben (Pearson et al. 2009). Eine erhöhte Aufmerksamkeit für Bedrohungen begünstigt die Entwicklung von Ängsten, so auch kurz vor und während der Geburt. Auf diese Weise treten im Verlauf des dritten Trimesters auch Sorgen und Ängste vor der Geburt stärker in den Vordergrund.

> Unter Sensibilisierung wird eine gesteigerte Aufmerksamkeit und Wachsamkeit gegenüber Bedrohungen sowie eine erhöhte Empfindsamkeit verstanden, die sich ab dem dritten Trimester ausbildet.

Die Rolle der Biologie

Mit Eintritt einer Schwangerschaft beginnt sich unser Körper auf unterschiedlichste Art zu verändern. Dafür verantwortlich sind unter anderem die weiblichen Sexualhormone Östrogen und Progesteron, deren Spiegel zu Beginn stark ansteigen und während der gesamten Schwangerschaft bis kurz vor der Geburt auf diesem hohen Niveau bleiben – und nicht wie gewöhnlich in der zweiten Zyklushälfte wieder abfallen (McKay 2023). Dadurch angeregt kommt es in den folgenden neun Monaten zu vielen weiteren physiologischen Anpassungen, die darauf ausgelegt sind, die Entwicklung des Fötus voranzutreiben und den weiblichen Körper auf die Geburt eines Kindes vorzubereiten.

Östrogen und Progesteron entfalten darüber hinaus auch ihren Einfluss auf das Gehirn respektiv auf das zentrale Nervensystem (ZNS), unser inneres Verarbeitungszentrum, welches unter anderem verantwortlich ist für unser Bewusstsein und unsere Emotionen sowie für Bewegung, Sprache, Sinneswahrnehmungen und Denken. Die Sexualhormone sind dabei genau genommen in der Lage, sich auf die Aktivität verschiedener Neurotransmitter, die Botenstoffe, die für die Kommunikation im ZNS zuständig sind, auszuwirken (McKay 2023). Ein Neurotransmittersystem, das insbesondere für die Stabilität der Stimmung bekannt ist, ist das Serotonin-System. Serotonin ist daher ein bekannter Inhaltsstoff von sogenannten Antidepressiva, den Medikamenten für die Behandlung von Depressionen. Während Östrogen den aktivierenden, stimmungserhellenden Effekt von Serotonin verstärkt, hemmt Progesteron dessen Aktivität (McKay 2023). Östrogen und Progesteron können auf diese Weise Auswirkungen auf unser psychisches Befinden, insbesondere auf die Stimmung, haben. In Zeiten von hormonellen Veränderungen, wie während einer Schwangerschaft oder unmittelbar nach der Geburt, wenn diese Hormone steil abfallen, kann es daher zu Stimmungstiefs oder Stimmungsschwankungen kommen. Es handelt sich sicherlich um eine höchst sensible Lebensphase einer Frau, in der Emotionen stärker spürbar sind und auch die Schwelle, auf etwas emotional zu reagieren, niedriger ist.

> Östrogen und Progesteron beeinflussen die Neurotransmittersysteme im Gehirn, welche für die Stabilität unserer Stimmung zuständig sind, unter anderem das Serotonin-System. Daher sind wir in Phasen, die verbunden sind mit einem Anstieg oder Abfall dieser Hormone, anfälliger für Störungen der Stimmung.

Neueste neurowissenschaftliche Studien zeigen, dass hohe Östrogen- und Progesteronspiegel in der Lage sind, unsere Hirnstruktur und die Aktivitätsmuster im Gehirn zu verändern (Barba-Müller et al. 2019). Dies bedeutet, dass sich sowohl das Volumen des weiblichen Gehirns in der Schwangerschaft verändert wie auch die Art und Weise, wie einzelne Gehirnareale miteinander verbunden sind und untereinander kommunizieren. Diese Anpassungsfähigkeit des Gehirns wird als Neuroplastizität bezeichnet (McKay 2023). Während einer Schwangerschaft kommt es einerseits zu einer Volumenreduktion in den Hirnarealen, die dafür zuständig sind, dass wir mit anderen Menschen in Beziehung treten, dass wir Empathie aufbringen und Verständnis für die Absichten anderer Menschen haben (Martínez-García et al. 2021). Gleichzeitig steigert sich die Aktivität in Hirnarealen, die ebenfalls in Zusammenhang mit diesen Fähigkeiten stehen. Trotz dieser Volumenreduktion sind diese Anpassungen nicht als eine Verschlechterung, sondern im Gegenteil als eine Optimierung des Gehirns zu verstehen, die uns auf die zukünftigen Aufgaben und Anforderungen als Mütter vorbereiten. Durch diese Anpassungen können Mütter die Bedürfnisse des Babys besser verstehen und die sozialen Signale des Babys wahrnehmen (Pawluski et al. 2022). So konnten Studien nachweisen, dass, je größer dieser Volumenverlust im mütterlichen Gehirn ausfällt, desto stärker entfaltet sich die mütterliche Bindung zum Baby (Hoekzema et al. 2017, 2020). Gleichzeitig steigern diese Veränderungen im Gehirn der Mütter durch eine verstärkte soziale Wahrnehmung deren Anfälligkeit für Ängste (Pawluski 2024; Pawluski et al. 2017, 2022).

Die Rolle der Geburtsvorbereitung
Eine Geburt ist eine unvergleichbare Erfahrung. Wie bereits beschrieben, entwickelt jede Schwangere Erwartungen an ihre Geburt, wobei es sich dabei nur um Visionen und Wünsche und nicht um Fakten handelt. Selbst mit den heutigen medizinischen Möglichkeiten kann nicht jedes Detail rund um die Geburt kontrolliert werden. Die Bewältigung dieser Unsicherheiten kann sich wiederum sehr individuell gestalten. Die einen versuchen, möglichst alle Schwierigkeiten, die eine Geburt mit sich bringen kann, zu verdrängen, um sich besser zu fühlen. Andere wiederum beruhigt es, alle möglichen Szenarien, auch die katastrophalen, durchzudenken (Sacks und Birndorf 2019). Die meisten Frauen erleben eine gewisse Ängstlichkeit mit Anspannung vor einer Geburt. Zu den häufigsten antizipatorischen Ängsten zählen die Angst vor Schmerzen, Kontrollverlust, Bloßstellung oder Peinlichkeit, vor medizinischen Interventionen, vor Hilflosigkeit und vor dem Ungewissen (Sacks und Birndorf 2019). Allen Ängsten liegt die

Unsicherheit zugrunde, die Geburt nicht erfolgreich zu meistern. Hier zeigt sich nun das beschriebene Bedürfnis nach Kontrolle. Ängsten wird häufig mit dem Bedürfnis, die Situation kontrollieren zu wollen, begegnet. Bereits in der Schwangerschaft halten sich Frauen an die Vorgaben und gehen regelmäßig zu den ärztlichen Kontrollterminen. Die meisten von ihnen besuchen zu einem bestimmten Zeitpunkt einen Geburtsvorbereitungskurs, um sich optimal vorzubereiten.

Vielleicht hast du dich auch anhand von Podcasts, Literatur oder Workshops zu spezifischen Strategien und Techniken vorbereitet. Mit diesem Wissen hast du dich gut ausgerüstet gefühlt für das bevorstehende Abenteuer Geburt. In Wahrheit bist du dadurch auf alles vorbereitet, bis auf das, was sich nicht vorbereiten lässt. Rein intellektuell ist es nachvollziehbar, dass eine Geburt sich nicht gänzlich kontrollieren oder vorbereiten lässt. Dennoch schleicht sich bei vielen Schwangeren unbemerkt die Überzeugung ein: «Wenn ich alles richtig mache während der Geburt, wenn ich die Ansagen der Hebammen und Ärzt:innen befolge, dann sollte ich doch mit einer positiv verlaufenden Spontangeburt belohnt werden.» In der Psychologie wird dieses Phänomen als Glaube an eine gerechte Welt bezeichnet (Lerner und Miller 1978). Dies hat zur Folge, dass bei dir ein Gefühl von Ungerechtigkeit aufkommen kann, wenn du alles getan hast, was von dir verlangt wurde, und es dennoch zu einem Geburtsstillstand kam und ein Notkaiserschnitt durchgeführt werden musste.

Eine Geburt verläuft in den meisten Fällen auch weder als Ganzes schlecht noch komplett reibungslos. Es lässt sich nicht genau vorhersehen, wie du auf die Schmerzen oder Erfahrungen während der Geburt reagieren wirst, unabhängig davon, mit welcher Methode du dich darauf vorbereitet hast. Vielleicht kämpfst du mit Versagensgefühlen, weil du die sorgfältig eingeübte Technik während Teilen der Geburt nicht umsetzen konntest, oder zumindest nicht so, wie du dir das vorgestellt hast. Vielleicht grübelst du, was du hättest anders machen sollen, oder bist überzeugt, wenn du dich mehr angestrengt hättest, wäre eine Traumatisierung verhinderbar gewesen. Einer Geburt gehen psychologische Prozesse voran, welche dich in vorher nie da gewesener Form verletzlicher und sensibler machen. Damit soll auf keinen Fall die Bedeutung der Geburtsvorbereitung gemindert werden. Im Gegenteil, eine gute Vorbereitung anhand eines professionellen Vorbereitungskurses ist wichtig, um Wissen über die verschiedenen Aspekte der Geburt zu erhalten. Dazu gehören Kenntnisse über mögliche Komplikationen während der Geburt, und welche Interventionen möglicherweise auf diese folgen könnten. Letztlich dienen Geburtsvorbereitungskurse auch dazu, sich mental auf die Geburt und die Postpartalzeit einzulassen. Wenn es bei dir zu einer traumatisch erlebten Geburt gekommen ist, ist dies nicht deine Schuld. In Kap. 3 erfährst du, welche Risikofaktoren zu einer Traumatisierung beitragen.

2.2 Psychische Veränderungen während der Geburt

Die Geburt eines Kindes ist eine tiefgreifende psychologische Erfahrung. An die Geburt der eigenen Kinder erinnern sich die meisten Mütter ein Leben lang und die damit verbundenen Erfahrungen werden zu einem festen Teil der eigenen Identität.

Die Medizin teilt eine Geburt traditionell in bestimmte Stadien ein, je nach Quelle beinhalten diese eine Latenzphase (die Geburt beginnt sich anzukündigen), eine Eröffnungsphase (der Muttermund ist etwa fünf Zentimeter eröffnet), eine Übergangsphase (der Muttermund ist mit acht oder neun Zentimetern eröffnet), eine Austritts- oder Pressphase und die Nachgeburtsphase (Graf 2022). Berichten Mütter von ihrer Geburt, erzählen sie dabei meist von ihren Gefühlen, ihren Gedanken oder ihrem Verhalten (Olza et al. 2018). Sie berichten von der Geburt als einem kontinuierlichen Prozess und weniger als einem Ablauf von definierten Stadien (Dixon et al. 2013). Bei den psychischen Prozessen handelt es sich um emotionale, soziale und verhaltensbezogene Komponenten (Dixon et al. 2014) (Abb. 2.1).

Der Beginn der Geburt wird meist von einer spannungsvollen und zugleich freudigen Erwartung begleitet. Viele Frauen verspüren das Bedürfnis, diesen bedeutenden Moment mit anderen zu teilen, sei es mit Partner:innen, der Familie oder engen Freundinnen. Auf diese innere Aufregung folgt oft eine Phase der Ruhe und des inneren Friedens. Auf der Verhaltensebene bleibt vieles zunächst unverändert: Routinen werden beibehalten, der Alltag läuft weiter – als ob das Leben sich noch einen Moment lang nicht stören lassen will. Mit dem Übergang in die Intensivphase der Geburt verändert sich das innere Erleben deutlich. Die werdende Mutter ist konfrontiert mit einer zunehmenden Intensität der Kontraktionen und der damit verbundenen Schmerzen. Gleichzeitig entsteht ein starkes Bedürfnis nach Rückzug – nicht im äußeren, sondern im inneren Sinn. Viele Frauen beschreiben diesen Zustand als einen Moment, an dem die Zeit stillzustehen scheint und ihr Fokus ganz auf den eigenen Körper und den Geburtsprozess gerichtet ist. In diesem Stadium kann auch der Wunsch entstehen, die Situation unter Kontrolle zu behalten, da mit stärker werdenden Wehen auch überwältigende Gefühle und Ängste aufkommen können – darunter nicht selten die Angst zu sterben.

Häufig gesellt sich auch körperliche Erschöpfung oder Müdigkeit dazu. Mit dem Einsetzen der Presswehen verändert sich das Erleben ein weiteres Mal: Die Frau wird wieder wacher, fokussierter, die Aufmerksamkeit steigt – der Körper mobilisiert neue Kräfte für den letzten Abschnitt der Geburt. Unmittelbar nach der Geburt folgt oft eine Phase der Euphorie. Viele Frauen berichten von einem Gefühl intensiver Wachheit, tiefer Freude und innerem Frieden, aber auch von Schock und Ungläubigkeit. Die Erfahrung, ein Kind geboren zu haben, hinterlässt tiefe Eindrücke: ein Gefühl der Veränderung, oft auch das Empfinden von gestärkter innerer Kraft. Die Erleichterung und der Stolz darüber, die Geburt gemeistert und den Schmerz überwunden zu haben, tragen zu einem deutlich gesteigerten Selbstbewusstsein bei.

Eine positiv wahrgenommene Geburt kann zu einer kraftvollen Erfahrung werden, die sich positiv auf den neuen Lebensabschnitt als Mutter auswirkt. Faktoren, welche zu einer positiven Bewertung des Geburtsgeschehens führen, sind wahrgenommene Gefühle von Kontrolle, Selbstwirksamkeit und Selbstbestimmung. Darunter wird die Möglichkeit verstanden, sich aktiv an der Geburt beteiligen zu können. Ebenso bedeutsam ist eine unterstützende und vertrauensvolle Interaktion mit den Geburtshelfer:innen. Dies alles trägt zu einem Gefühl von Vertrauen und Sicherheit bei. Im Gegensatz dazu geht eine negative Geburtserfahrung mit einer großen Hilflosigkeit, der Wahrnehmung von Bedrohung oder dem Gefühl, allein gelassen zu werden, einher (Olza et al. 2018).

Kontrollbedürfnis während der Geburt

In Überblicksstudien wird der Zusammenhang von einem positiven Geburtserlebnis, einem Gefühl von Kontrolle unter der Geburt und einem erhöhten Selbstwert nach der Geburt hervorgehoben (Dixon et al. 2014; Olza et al. 2018). Das Streben nach Orientierung und Kontrolle ist ein tief verwurzeltes menschliches Bedürfnis, das sich vor allem in unbekannten und herausfordernden Situationen zeigt. Was genau unter Kontrolle während der Geburt verstanden wird, ist wiederum höchst individuell und von Frau zu Frau unterschiedlich. Unter Kontrolle kann einerseits die Selbstkontrolle verstanden werden, zum Beispiel in Bezug auf die eigenen Emotionen, Gedanken und das eigene Verhalten oder die Bewältigung der Geburtsschmerzen. Wenn auch die Berichte über Geburtsschmerzen von Frau zu Frau variieren, geht eine Geburt für die meisten Frauen mit erheblichen Schmerzen einher, welche kaum vergleichbar sind mit bisherigen Schmerzerfahrungen. So kann es vorkommen, insbesondere bei Erstgebärenden, dass sie über sich und ihre Reaktionen während der Geburt erschrecken. Noch nie zuvor haben sie sich so erlebt: schreiend, fluchend, zitternd, vielleicht aggressiv. Diese Reaktionen können als innerer Kontrollverlust bewertet werden und mit starker Scham einhergehen.

Externale Kontrolle hingegen beschreibt eher das Bedürfnis, in den Geburtsprozess involviert zu werden, zu verstehen, warum was getan wird. Für Frauen ist dabei weniger die tatsächliche Kontrolle entscheidend, sondern vielmehr das Gefühl, Kontrolle zu haben. Es geht um die emotionale Dimension, die darin besteht, einbezogen zu werden, Mitspracherecht zu erhalten, umfassend informiert zu sein und von den Bezugspersonen sowie Geburtshelfenden ernst genommen zu werden (Olza et al. 2018). Eine vertrauensvolle Beziehung zwischen Gebärenden und der Geburtshilfe hat sich dabei als besonders hilfreich erwiesen.

> Das Bedürfnis nach Kontrolle stellt ein menschliches Grundbedürfnis dar. Im Kontext der Geburt weisen psychologische Studien darauf hin, dass es für Frauen zentral ist, mit in die Geburt einbezogen zu werden, ein Mitspracherecht bei Entscheidungen zu haben und ausreichend Informationen zu erhalten. Dies geht nachweislich mit einer positiven Bewertung und einem positiven Erleben der Geburt einher.

Geburtsmodus und gesellschaftliche Idealbilder

Unser Erleben der Geburt ist wiederum abhängig von gesellschaftlichen Prägungen. Denn Mythen und Idealbilder existieren nicht nur hinsichtlich der Mutterschaft, sondern auch bezüglich der Geburt und beziehen sich dabei vor allem auf den Umgang mit Geburtsschmerzen und den Geburtsmodus. Es ist nicht selten, dass das Umfeld auf Aussagen über die kaum auszuhaltenden Geburtsschmerzen reagiert mit: «Ja, da musst du halt durch. Das gehört dazu. Dafür hast du dann ein Baby in den Armen.» Solche Dankbarkeitsapelle des Umfelds werden von vielen Müttern nicht als hilfreich empfunden, auch unabhängig vom Geburtsmodus. Für Mütter, die eine traumatische Geburtserfahrung gemacht haben, sind sie darüber hinaus beeinträchtigend und Auslöser für Schuld- und Schamgefühle («Ich sollte doch dankbar sein, dass mein Kind gesund auf die Welt gekommen ist. Ich sollte mich doch freuen.»). Die meisten Schwangeren wünschen sich eine sogenannte spontane Geburt, so wie es die Natur vorgesehen hat (Friedrich 2017). Gleichzeitig ist es den meisten Paaren ein großes Bedürfnis, ihr Baby an einem Ort zu gebären, der ihnen einen sicheren Rahmen bieten kann, auch dann, wenn unerwartete Komplikationen auftreten. Viele Paare entscheiden sich daher für eine Geburt im Krankenhaus.

> Unter spontaner Geburt wird eine Geburt verstanden, die mit spontaner Wehentätigkeit beginnt und nicht vorausgeplant wird.

Was mit dem Begriff spontaner Geburt häufig assoziiert wird, ist, dass diese möglichst auch ohne äußere Eingriffe (wie Einleitung, Periduralanästhesie, Unterstützung durch Saugglocke oder Zange) geschehen soll. Während viele Geburten mit spontaner Wehentätigkeit beginnen, sind überraschende Entwicklungen im weiteren Verlauf keine Seltenheit. Die Gleichsetzung spontaner Geburten mit normal bedeutet im Umkehrschluss, dass Geburten, bei denen ein Eingriff wie eine instrumentelle Unterstützung oder ein unerwarteter Kaiserschnitt erforderlich war, nicht als normal beziehungsweise natürlich gelten. Gemäß WHO (Weltgesundheitsorganisation) kommen weltweit 10−15 % aller Babys mit einem Kaiserschnitt auf die Welt, in Deutschland und in der Schweiz liegt die Kaiserschnittrate bei knapp 30 % (Bundesamt für Statistik bfs 2005; Statistisches Bundesamt 2023). In der psychotherapeutischen Praxis hören wir oft, dass sich eine Frau «alles, nur keinen Kaiserschnitt» wünscht. Dahinter steckt oft der nachvollziehbare Wunsch, für sein Kind nur das Beste und das Natürlichste zu wollen. Unter diesen Voraussetzungen ist es für eine Frau schwierig zu akzeptieren, dass es im Verlauf einer Geburt zu medizinischen Eingriffen und einem Kaiserschnitt kommen kann. Ein Kaiserschnitt bedeutet dadurch eine Abweichung vom Idealbild der Normalgeburt und kann Versagens-, Schuld- und Schamgefühle fördern. Diese Einteilung in spontan und normal legt den Grundstein für eine Bewertung, die es Frauen erschwert, beispielsweise den Kaiserschnitt als eine Form der Geburt anzuerkennen und nicht als die schlechtere Variante abzuwerten. Die Tatsache, dass es verschiedene Formen von Geburten gibt und sich der Geburtsmodus im Verlauf der Geburt auch ändern kann, etwa aufgrund von Komplikationen oder einem Geburtsstillstand, tritt dadurch in den Hintergrund. Wir empfehlen deshalb, die medizinischen Begriffe vaginale Geburt und Kaiserschnitt- oder Bauchgeburt zu verwenden, um alle Formen der Geburt ohne Wertung in gleicher Weise zu etablieren.

2.3   Psychisches Erleben im vierten Trimester

Die ersten drei Monate nach der Geburt werden auch als das vierte Trimester bezeichnet. Diese Phase gilt als besonders intensiv und stellt für die Mutter einen weiteren Meilenstein auf dem Weg von der Frau zur Mutter dar. In den ersten Tagen nach einer Geburt erleben 50–80 % aller Frauen den sogenannten Baby Blues – auch Heultage genannt (Abb. 2.1). Dabei handelt es sich um ein vorübergehendes, hormonell bedingtes Stimmungstief, das von plötzlicher Traurigkeit und Weinen ohne erklärbaren Grund begleitet werden kann (Rezaie-Keikhaie et al. 2020). Der Baby Blues dauert etwa drei bis fünf Tage und endet spätestens zehn Tage nach einer Geburt. Für viele Mütter stellt sich das erwartete Muttergefühl nicht unmittelbar und automatisch nach der Geburt ein. Vielmehr handelt es sich dabei um einen Übergangsprozess, der häufig mehr Zeit in Anspruch nimmt als gedacht. Psychologisch erleben junge Mütter im vierten Trimester oft ein intensives Gefühl der Verantwortung, welches so stark ausgeprägt sein kann, dass es wiederum Angst auslösen kann (Stern & Bruschweiler-Stern 2014). In Rekordzeit übernehmen Mütter neue Aufgaben rund um die Fürsorge für ein Neugeborenes und sind dadurch gefordert, viel Neues zu lernen. Dabei können intensive Gefühle von Liebe, aber auch herausfordernde Momente, die von vielen Unsicherheiten, Sorgen und Ängsten geprägt sind, auftreten (Babetin 2020). Diese Ambivalenz auf der Ebene von Gefühlen ist ein Kernmerkmal der Muttertät, welche den Transformationsprozess einer Frau zur Mutter bezeichnet (Athan 2024; Krämer und Meyer 2023). Schlafdefizite, unter denen viele Mütter besonders in den ersten Monaten nach der Geburt leiden, tragen zu Stimmungsschwankungen und gelegentlichen Stimmungstiefs bei, die typische Begleiterscheinungen für das vierte Trimenon sind.

Das Wichtigste in Kürze

Mit Eintritt einer Schwangerschaft beginnen neben den zu erwartenden körperlichen Veränderungen auch tiefgreifende emotionale Prozesse, die für diese spezifische Lebensphase einzigartig sind und sich auf das Erleben der Geburt auswirken. Sowohl der Anstieg als auch der Abfall der Schwangerschaftshormone wird auf emotionaler Ebene mit Stimmungsschwankungen oder Stimmungstiefs assoziiert. Gleichzeitig wirken die Sexualhormone im Gehirn, wobei es in Arealen, die für die Mutterschaft bedeutsam sind, zu Veränderungen in Strukturen und Aktivitätsmustern kommt. Mit zunehmender Schwangerschaft entwickeln Frauen eine erhöhte Wachsamkeit und Sensibilität, wodurch die Aufmerksamkeit für potenzielle Gefahrenreize gesteigert wird. Auf diese Weise steigt die Anfälligkeit von Frauen für Ängste während der Schwangerschaft, vor der Geburt und darüber hinaus.

Literatur

Athan A (2024) A critical need for the concept of matrescence in perinatal psychiatry. Front Psych 15. https://doi.org/10.3389/fpsyt.2024.1364845

Babetin K (2020) Sharing space: The birth of a mother: A psychological transformation. Journal of Prenatal and Perinatal Psychology and Health 34(5):1–15

Barba-Müller E, Craddock S, Carmona S, Hoekzema E (2019) Brain plasticity in pregnancy and the postpartum period: Links to maternal caregiving and mental health. Archives of Women's Mental Health 22(2):289–299. https://doi.org/10.1007/s00737-018-0889-z

Bundesamt für Statistik bfs (2005) Kaiserschnitt bei 29 Prozent aller Entbindungen in Schweizer Spitälern – | Medienmitteilung. Kaiserschnitt bei 29 Prozent aller Entbindungen in Schweizer Spitälern – | Medienmitteilung. https://www.bfs.admin.ch/asset/de/18758

Dalbert C (1982) Der Glaube an eine gerechte Welt: Zur Güte einer deutschen Version der Skala von RUBIN & PEPLAU. https://psycharchives.org/en/item/1e5e371b-e985-48d9-a109-783ee39a2b68

Dixon L, Skinner J, Foureur M (2013) The emotional and hormonal pathways of labour and birth: Integrating mind, body and behaviour. New Zealand College of Midwives Journal, *48*, 15–23. https://doi.org/10.12784/nzcomjnl48.2013.3.15-23

Dixon L, Skinner J, Foureur M (2014) The emotional journey of labour – Women's perspectives of the experience of labour moving towards birth. Midwifery 30(3):371–377. https://doi.org/10.1016/j.midw.2013.03.009

Friedrich J (2017) Das Geheimnis einer schönen Geburt: Finde den richtigen Weg zu deiner persönlichen Traumgeburt (2. Aufl.). tredition GmbH

Graf K (2022) Die friedliche Geburt: So bringst du dein Baby selbstbestimmt und angstfrei zur Welt: die tausendfach bewährte Vorbereitungsmethode (1. Aufl.). Piper

Hoekzema E, Barba-Müller E, Pozzobon C, Picado M, Lucco F, García-García D, Soliva JC, Tobeña A, Desco M, Crone EA, Ballesteros A, Carmona S, Vilarroya O (2017) Pregnancy leads to long-lasting changes in human brain structure. Nat Neurosci 20(2):287–296. https://doi.org/10.1038/nn.4458

Hoekzema E, Tamnes CK, Berns P, Barba-Müller E, Pozzobon C, Picado M, Lucco F, Martínez-García M, Desco M, Ballesteros A, Crone EA, Vilarroya O, Carmona S (2020) Becoming a mother entails anatomical changes in the ventral striatum of the human brain that facilitate its responsiveness to offspring cues. Psychoneuroendocrinology 112:104507. https://doi.org/10.1016/j.psyneuen.2019.104507

Krämer S, Meyer H (2023) Muttertät – Wenn sich plötzlich alles anders anfühlt: Wie das Mutterwerden unseren Körper, unsere Persönlichkeit und unser Leben verändert (1. Aufl.). mvg Verlag

Lerner MJ, Miller DT (1978) Just world research and the attribution process: Looking back and ahead. Psychol Bull 85(5):1030–1051. https://doi.org/10.1037/0033-2909.85.5.1030

Martínez-García M, Paternina-Die M, Barba-Müller E, Martín de Blas D, Beumala L, Cortizo R, Pozzobon C, Marcos-Vidal L, Fernández-Pena A, Picado M, Belmonte-Padilla E, Massó-Rodriguez A, Ballesteros A, Desco M, Vilarroya Ó, Hoekzema E, Carmona S (2021) Do pregnancy-induced brain changes reverse? The brain of a mother six years after parturition. Brain Sci 11(2). https://doi.org/10.3390/brainsci11020168

McKay S (2023) Baby brain. The surprising neuroscience of how pregnancy and motherhood sculpt our brains and change our minds (for the better). Hachette Australia

Olza I, Leahy-Warren P, Benyamini Y, Kazmierczak M, Karlsdottir SI, Spyridou A, Crespo-Mirasol E, Takács L, Hall PJ, Murphy M, Jonsdottir SS, Downe S, Nieuwenhuijze MJ (2018) Women's psychological experiences of physiological childbirth: A meta-synthesis. BMJ Open 8(10):e020347. https://doi.org/10.1136/bmjopen-2017-020347

Pawluski JL (2024) The parental brain, perinatal mental illness, and treatment: A review of key structural and functional changes. Semin Perinatol 151951. https://doi.org/10.1016/j.semperi.2024.151951

Pawluski JL, Hoekzema E, Leuner B, Lonstein JS (2022) Less can be more: Fine tuning the maternal brain. Neurosci Biobehav Rev 133:104475. https://doi.org/10.1016/j.neubiorev.2021.11.045

Pawluski JL, Lonstein JS, Fleming AS (2017) The neurobiology of postpartum anxiety and depression. Trends Neurosci 40(2):106–120. https://doi.org/10.1016/j.tins.2016.11.009

Pearson RM, Lightman SL, Evans J (2009) Emotional sensitivity for motherhood: Late pregnancy is associated with enhanced accuracy to encode emotional faces. Horm Behav 56(5):557–563. https://doi.org/10.1016/j.yhbeh.2009.09.013

Rezaie-Keikhaie K, Arbabshastan ME, Rafiemanesh H, Amirshahi M, Ostadkelayeh SM, Arbabisarjou A (2020) Systematic review and meta-analysis of the prevalence of the maternity blues in the postpartum period. J Obstet Gynecol Neonatal Nurs 49(2):127–136. https://doi.org/10.1016/j.jogn.2020.01.001

Sacks A, Birndorf C (2019) What no one tells you: A guide to your emotions from pregnancy to motherhood. Simon & Schuster

Statistisches Bundesamt (2023) Fast ein Drittel aller Geburten im Jahr 2021 durch Kaiserschnitt. Statistisches Bundesamt. https://www.destatis.de/DE/Presse/Pressemitteilungen/2023/02/PD23_N009_231.html

Stern DN, Bruschweiler-Stern N (2014) Geburt einer Mutter: Die Erfahrung, die das Leben einer Frau für immer verändert (3. Aufl). Brandes & Apsel

3

Traumatisch erlebte Geburt

Inhaltsverzeichnis

Während einer Schwangerschaft ist die Angst vor der Geburt ein häufiges Thema. Dennoch können sich werdende Mütter in der Regel kaum vorstellen, dass die Geburt ihres Kindes zu einem traumatischen Erlebnis werden könnte. Für rund ein Drittel aller Frauen ist die Geburt so überwältigend, dass sie als traumatisch erlebt wird. In diesem Kapitel erfährst du, was unter einer traumatisch erlebten Geburt verstanden wird und wie oft sie vorkommt. Außerdem werden verschiedene Risikofaktoren erläutert, die zu einer Traumatisierung rund um die Geburt beitragen können.

3.1 Was ist eine traumatisch erlebte Geburt?

Eine Geburt ist eine tiefgreifende Erfahrung, die oftmals mit körperlichem und psychischem Stress verbunden ist – insbesondere dann, wenn sie mit einer Lebensbedrohung von Mutter und/oder Kind oder möglichen Komplikationen einhergegangen ist. Was aber, wenn während der Geburt weder medizinische Komplikationen noch eine objektivierbare Lebensbedrohung bestanden, du dich aber trotzdem in einem psychischen Notzustand wahrgenommen hast? Was, wenn du innerlich zu sterben drohtest, obwohl äußerlich medizinisch alles in bester Ordnung erschien? Oft fällt es gerade diesen Frauen schwer, passende Worte dafür zu finden, warum es ihnen nach der Geburt nicht gut geht. In den Medien und in der Fachliteratur kursieren unterschiedliche Begrifflichkeiten rund um eine Traumatisierung durch die Geburt, was die Orientierung sowohl für dich als Betroffene wie auch für Fachpersonen erschwert.

> Eine traumatisch erlebte Geburt wird definiert als Ereignis und/oder Interaktionen, die im direkten Zusammenhang mit dem Geburtsgeschehen stehen und überwältigende, belastende Emotionen und Reaktionen auslösen. Dadurch werden das psychische Wohlergehen sowie die psychische Gesundheit der Mutter kurz- und/oder langfristig negativ beeinträchtigt (Horsch et al. 2024; Leinweber et al. 2022).

Ein Trauma aufgrund des Geburtsgeschehens ist also auf bestimmte Ereignisse, zum Beispiel einen Notkaiserschnitt, oder auf Interaktionen mit Geburtshelfer:innen zurückzuführen, in denen sich Gebärende zu wenig verstanden oder sich in ihrer erlebten Not zu wenig unterstützt gefühlt haben. Frauen, die unter einer traumatisch erlebten Geburt leiden, berichten von einem Gefühl des Kontrollverlusts und der Hilflosigkeit (Ayers und Sawyer 2019; Chabbert et al. 2021). Indem das psychische Erleben von Frauen in die Definition integriert wurde, wird die Wichtigkeit der subjektiven Wahrnehmung der Gebärenden hervorgehoben.

Objektive und subjektive Traumakriterien

Die Geburtserfahrung ist in den weltweit anerkannten Klassifikationssystemen für psychische Störungen als mögliches traumatisches Ereignis anerkannt (Ayers und Sawyer 2019; Heyne et al. 2022). Es ist unbestritten, dass Geburtssituationen, die objektiv mit einer Lebensbedrohung von Mutter und/oder Kind einhergehen, mit einem erhöhten Risiko für eine Traumatisierung verbunden sind. Typisches Beispiel dafür ist ein Notkaiserschnitt aufgrund von abfallenden Herztönen des Babys. Doch nicht alle Frauen mit schweren Geburtskomplikationen, bei denen medizinische Eingriffe notwendig wurden, erleben ihre Geburt als traumatisch (Ayers et al. 2024). Im Umkehrschluss machen auch Frauen mit einem medizinisch komplikationslosen Geburtsverlauf traumatische Erfahrungen und sind psychisch dadurch schwer belastet (Beck 2004). Was eine Mutter unter einer Geburt als traumatisch erlebt, kann sich wesentlich von der Einschätzung der anwesenden Fachpersonen unterscheiden. Geburtshelfer:innen und Hebammen nehmen aufgrund ihrer Berufserfahrung viele Geburtssituationen und -verläufe als Routine wahr. Eine traumatisch erlebte Geburt involviert daher Situationen, in denen eine objektive oder subjektive Bedrohung wahrgenommen wird und die mit intensiven Emotionen einhergeht (Beck 2004).

Praxisbeispiel

Die ersten Wehen traten bei Maya kurz vor dem errechneten Geburtstermin ein. Mit Wehen in regelmäßigen Abständen fuhr sie in Absprache mit der Hebamme in die Geburtsklinik. Alles schien routinemäßig voranzugehen. Maya berichtete, zunächst guter Dinge gewesen zu sein. Ihrem ungeborenen Baby schien es während der Geburt gut zu gehen, es gab keine äußeren Anzeichen für Komplikationen und sie bekam auch viele positive Rückmeldungen von den Hebammen. Maya entwickelte während der Geburt für sie ungewohnte Gefühle, zunächst sei es ein diffuses Gefühl von Bedrohung und Angst gewesen. Das habe sie regelrecht erschreckt. Sie habe von ihren seltsamen Gefühlen berichtet und sei beruhigt worden mit den Worten: «Alles läuft perfekt, es ist erstaunlich, wie gut es läuft für eine erste Geburt.» Diese Worte hatten jedoch keine beruhigende Wirkung auf Maya, im Gegenteil. Sie fragte sich, warum die Geburtshelfer:innen ihre Not nicht bemerkten. Maya nahm sich verändert wahr, konnte sich phasenweise selbst von dem Bett liegend von außen beobachten – was sie weiter beängstigte. Sie fühlte sich in Not und schrie auch ein paar Mal um Hilfe. Es erfolgte immer dieselbe Reaktion: «Sie machen das sehr gut, es läuft alles nach Plan, machen Sie sich keine Sorgen.» Maya fühlte sich allein gelassen mit ihren kaum auszuhaltenden Gefühlen. An viele Phasen der Geburt konnte sie sich rückwirkend nicht mehr erinnern. Die erste Zeit mit ihrem neugeborenen Baby erlebte sie wie unter einer Glocke. Sie funktionierte zwar, nahm jedoch sich und ihre Umgebung nicht wirklich wahr.

Psychologische Studien zeigen, dass rund 20–40 % aller Mütter, also rund jede dritte Frau, ihre Geburt als traumatisch erlebt und psychisch nachhaltig darunter leidet (Ayers und Sawyer 2019; Delicate et al. 2018; Horsch und Ayers 2016). In der Gesellschaft wird der Begriff *traumatisch erlebte Geburt* oftmals fälschlicherweise gleichbedeutend verwendet mit einer posttraumatischen Belastungsstörung (PTBS) (Leinweber et al. 2022). Während der Begriff der traumatisch erlebten Geburt sich auf die Ereignisse und/oder Interaktionen während der Geburt bezieht, handelt es sich bei der PTBS um eine mögliche psychische Störung, die als Folge der traumatischen Erfahrung auftritt (siehe Kap. 5). Zwischen 3–6 % der Mütter leiden an einer PTBS, welche sich als Folge der traumatischen Erfahrungen während der

Geburt entwickelte (Garthus-Niegel et al. 2014; Heyne et al. 2022; Slade et al. 2022). Ein größerer Teil der von einer traumatisch erlebten Geburt betroffenen Frauen, nämlich 12–13 %, leiden an einer Teilsymptomatik einer PTBS, was bedeutet, dass bei ihnen nicht alle Symptome vorliegen, die es für eine Diagnosestellung braucht (Yildiz et al. 2017). Dennoch besteht auch bei diesen Müttern ein erheblicher Leidensdruck. Besonders tragische Umstände können dazu führen, dass das Risiko für eine Traumatisierung erhöht ist. Dazu zählen Mütter nach Früh- oder Totgeburten oder nach schwersten Komplikationen, die mit einer Lebensbedrohung einhergingen. Eine PTBS tritt bei Frauen, die dieser Hochrisikogruppe zugehören, mit einer Häufigkeit von 16–19 % auf (Horsch et al. 2024).

3.2   Wie kommt es zu einer traumatisch erlebten Geburt?

Viele verschiedene Risikofaktoren können zu einer geburtsbezogenen Traumatisierung beitragen. Wie wir aus Kap. 2 wissen, ist die Wahrnehmung und Bewertung der Geburt ein höchst individueller Prozess (Chabbert et al. 2021). Risikofaktoren können mit der psychischen Vorgeschichte der Mutter oder mit der Geburtssituation direkt zusammenhängen oder auf Persönlichkeitsmerkmale sowie die eigene Erwartungshaltung zurückgeführt werden. Allen Risikofaktoren ist gemein, dass sie den individuellen Schutzmantel, der einer Frau für die Bewältigung schwieriger Emotionen während der Geburt dient, minimieren.

Risikofaktoren in der psychischen Vorgeschichte
Das Vorliegen bestimmter Vorerfahrungen oder psychischer Vorerkrankungen machen eine Frau in ihrem emotionalen Erleben generell verwundbarer und verletzlicher und beeinträchtigen auch ihre Fähigkeiten, schwierige Gefühle zu regulieren und zu bewältigen. Wissenschaftliche Belege existieren dabei im Besonderen für Depressionen (Yildiz et al. 2017), Angsterkrankungen (O'Connell et al. 2021) und Missbrauchserfahrungen (Suarez und Yakupova 2024). Von sexuellem Missbrauch in der Kindheit beziehungsweise einem oder mehreren sexuellen Übergriffen als Erwachsene ist rund eine von fünf Frauen betroffen (Elliott et al. 2004; Robertson-Blackmore et al. 2013; Wosu et al. 2015). Zahlreiche Studien verweisen darauf, dass frühere sexuelle Traumata die Wahrnehmung einer Frau während der Geburt beeinflussen und der Geburtsprozess Erinnerungen an frühere sexuelle Traumata triggern kann – sogar dann, wenn die sexuellen Traumata bis

dahin unbewusst waren (Berman et al. 2021). Normale Handlungen wie Berührungen und Untersuchungen der Geburtshelfenden können sexuellen Handlungen ähneln und sind dadurch in der Lage, Erinnerungen an ein (verborgenes) Trauma wieder auszulösen. Frauen mit sexuellen Traumata in der Vorgeschichte fühlen sich während der Geburt dadurch oft weniger sicher und erleben in dieser Situation mehr Stress (Berman et al. 2021). Weiter zeigen Studien, dass es gerade bei Frauen mit Missbrauchserfahrungen (körperlich, psychisch und sexuell) mit größerer Wahrscheinlichkeit zu Komplikationen in der Schwangerschaft oder während der Geburt kommt. Sie erfahren zum Beispiel häufiger einen Notkaiserschnitt und tragen ein höheres Risiko für Frühgeburten (Berman et al. 2021; Souch et al. 2022). Der genaue dahinterliegende Mechanismus, der dieses höhere Risiko für Komplikationen und gar für Frühgeburten erklären könnte, ist bis anhin noch wenig bekannt.

Risikofaktoren während der Schwangerschaft
Psychische Störungen wie auch medizinische Komplikationen während der Schwangerschaft erhöhen das Risiko für ein traumatisches Erleben der Geburt. Zu den Schwangerschaftskomplikationen, die am meisten mit einer Traumatisierung verbunden werden, zählen die Frühgeburt (Misund et al. 2014), die Totgeburt (Yildiz et al. 2017), eine Präeklampsie oder das HELLP-Syndrom (Roberts et al. 2022). Nachvollziehbar gehen auch diese somatischen Komplikationen mit einer starken psychischen Belastung der betroffenen Mutter einher.

Psychische Störungen Depressionen sind neben den Angst- und Zwangsstörungen die häufigsten psychischen Störungen, die in der Schwangerschaft und nach der Geburt auftreten (Dagher et al. 2021; Langan und Goodbred 2016). Von Angst, Zwang oder Depressionen betroffene Schwangere haben eine erhöhte Vulnerabilität, die Geschehnisse während der Geburt traumatisch zu erleben (Dekel et al. 2024; Horsch et al. 2024). In einer Depression überwiegen beispielsweise Gefühle von allgemeiner Niedergeschlagenheit, einer Art innerer Leere oder Freud- und Interesselosigkeit. Angst- und Zwangsstörungen gehen mit vielen bedrohlichen Gedanken, Ängsten und oftmals auch mit starker körperlicher Anspannung einher. Entwickeln Frauen in der Schwangerschaft ein solches Störungsbild, sind die psychischen Ressourcen, welche die Geburt einer Frau abverlangen, dadurch deutlich reduziert. Beispielsweise haben psychische Störungen Einfluss auf emotionale Bewältigungsstrategien im Umgang mit Schmerzen und erhöhen das subjektive Gefühl der Bedrohung während der Geburt zusätzlich. Gleichzeitig weisen durch psychische Störungen beeinträchtigte Frauen oftmals eine erhöhte Aufmerksamkeit auf Bedrohungs- oder Störreize während der Geburt auf und können diese weniger gut ausblenden. Dadurch entsteht eine Anfälligkeit, auf Störreize wie beispielsweise grelles Licht oder Stress und Hektik mit Angst oder gar Panik zu reagieren – woraus wiederum eine negative Geburtserfahrung entstehen kann (Friedrich 2017).

Exzessive Angst vor der Geburt Rund 80 % aller Schwangeren leiden unter Ängsten vor der Geburt, welche im Schwangerschaftsverlauf bezüglich ihrer Intensität stark schwanken können und in der Regel im dritten Trimenon nochmals ansteigen (Nilsson et al. 2018; O'Connell et al. 2021). Nicht alle Fälle von Angst vor der Geburt sind krankhaft oder können mit einem psychischen Störungsbild gleichgesetzt werden. Wissenschaftliche Überblicksarbeiten zeigen, dass rund 40 % der Erstgebärenden und etwas über 30 % der Mütter, die bereits geboren haben, an außerordentlich starken Ängsten vor der Geburt leiden (O'Connell et al. 2021). Die extremste Ausprägung darunter ist die phobische Angst vor der Geburt, auch Tokophobie genannt (O'Connell et al. 2017). Dabei handelt es sich um eine Angststörung, also eine psychische Diagnose. Die phobische Angst vor der Geburt führt bereits in der Schwangerschaft zu stressreichen und angstbesetzten Emotionen und kann während der Geburt zu einer großen Herausforderung werden. Frauen mit starker Angst vor der Geburt leiden an einem verstärkten Schmerzempfinden und sehr häufig verlängern sich aufgrund der Ängste die ersten beiden Geburtsphasen – die Eröffnungs- sowie die Austreibungsphase (Gosselin et al. 2016).

Frühgeburt Frühgeburten werden definiert als Geburten vor der 37. Schwangerschaftswoche und betreffen im deutschsprachigen Raum etwa sieben von einhundert Neugeborenen. Für Eltern tritt eine Geburt weit vor dem errechneten Geburtstermin häufig plötzlich und unerwartet ein und stellt insbesondere für die Mutter ein stressreiches Ereignis dar (Aagaard et al. 2015). Eine Frühgeburt wird von Müttern fast ausnahmslos als Kontrollverlust über den eigenen Körper erlebt und geht mit starken Gefühlen der Hilflosigkeit oder des Ausgeliefertseins einher (Misund et al. 2014). Schuldgefühle, das Kind nicht länger in sich getragen zu haben, vermischen sich mit der Sorge um den Gesundheitszustand des zu früh geborenen Kindes. Dies gilt auch dann, wenn eine Frühgeburt aus medizinischen Gründen eingeleitet werden musste. Eine Frühgeburt führt bei Müttern oftmals zu einem erhöhten psychischen Stress mit dem Risiko der Traumatisierung. Das Risiko der traumatisch erlebten Frühgeburt wird zudem von Faktoren erhöht, die unmittelbar nach der Frühgeburt eintreten. Frühgeborene kommen getrennt von den Eltern auf eine Neonatologie-Station und werden dort medizinisch versorgt. Sowohl die Geburt als auch die Zeit danach sind verbunden mit einer möglichen Lebensbedrohung des Kindes. Das Frühchen verkabelt in einem Inkubator zu sehen und die mitunter äußerst technische, kühle Atmosphäre einer Neonatologie-Station kann für Eltern erschreckend und bedrohlich wirken. Das Aussehen von Frühchen (sehr geringes Gewicht, transparente Haut) unterscheidet sich stark von einem termingerecht geborenen Baby und löst bei Müttern in der Regel große Hilflosigkeit aus (Gonçalves et al. 2020). Je nach Zeitpunkt der Frühgeburt und dem entsprechenden Gesundheitszustand des Babys können Mütter anfänglich kaum Fürsorgeaufgaben für ihr Baby übernehmen, womit sie einen Teil ihrer neuen Identität und Rolle als Mutter nicht übernehmen können. Mütter durchlaufen in dieser ersten Zeit oft Gefühle der Trauer um ein gesundes, termingerecht geborenes Baby. Psychologische Studien zeigen, dass Mütter, die ihr Kind zu früh gebären, gehäuft traumatische Situationen während der Geburt oder auf der Intensivstation der Neonatologie erleben (Fowler et al. 2019).

Praxisbeispiel

Die Tochter von Sabrina kam überraschend in der 30. Schwangerschaftswoche zu früh auf die Welt. Zu Beginn ihrer Schwangerschaft litt sie an starker Übelkeit und war oft müde. Nach den ersten schwierigen Wochen legten sich diese unangenehmen Symptome und Sabrina konnte ihre Schwangerschaft genießen. In der 27. Schwangerschaftswoche begannen jedoch unerwartet starke Blutungen. Unter Panik suchte sie notfallmäßig die Pränatalstation ihrer Klinik auf, wo sie sich insgesamt zweieinhalb Wochen stationär aufhielt. Sabrina beschrieb, dass sie in dieser Zeit wie unter Strom stand und sich vor jeder Blutentnahme fürchtete. Untersuchungen mit dem CTG (Kardiotokographie), bei denen die Herzfrequenz des Ungeborenen gemessen wurde, lösten bei ihr starke Ängste aus und sie fühlte sich dabei «wie gelähmt». Die Ursache ihrer Blutungen war ein Bluterguss, ein sogenanntes Hämatom. Nach weiteren zweieinhalb Wochen traten nochmals schwere Blutungen auf, die Sabrina erneut in Panik versetzten. Schließlich kam es zu einem Notkaiserschnitt in der 30. Schwangerschaftswoche. Das war alles andere als das, was sie sich für ihre Geburt vorgestellt oder gewünscht hatte. Unmittelbar nach dem Kaiserschnitt wurde ihre Tochter auf die Neonatologie verlegt – was Sabrina als traumatisierend erlebte. Innerlich fand sie keine Ruhe mehr, sie rechnete rund um die Uhr mit dem Schlimmsten. Ihre Tochter war mit 1,3 kg und 41 cm auf die Welt gekommen und musste insgesamt sechs Wochen von ihr getrennt auf der Neonatologie verbleiben. Beim Anblick ihrer Tochter verspürte Sabrina eine starke Hilflosigkeit und Schuldgefühle («Warum konnte ich meine Tochter nicht länger im Bauch halten?»). Sabrina grübelte unaufhörlich («Hätte ich eine Frühgeburt verhindern können?») und litt an unerwartet auftretenden Bildern, welche die Blutungen in der Schwangerschaft und während des Kaiserschnitts zeigten. Da sie alles verdrängen wollte, was mit der Blutung und der Geburt zusammenhing, war sie dadurch sehr belastet. Sie hätte am liebsten so getan, als wäre das alles nie passiert.

Präeklampsie und HELLP-Syndrom Bestimmte Schwangerschaftskomplikationen sind besonders bedrohlich. Dazu zählen die Schwangerschaftsvergiftung, die sogenannte Präeklampsie, welche durch Bluthochdruck und Eiweißausscheidungen im Urin (Proteinurie) gekennzeichnet ist, sowie deren Sonderform, das HELLP-Syndrom (Roberts et al. 2022; Stern et al. 2014). Der Name HELLP-Syndrom setzt sich zusammen aus Hämolyse (Zerfall der roten Blutkörperchen), Erhöhung der Leberwerte und verminderte Anzahl der Blutplättchen (Low Platelet Count). Ohne zu sehr auf medizinische Details dieser beiden Krankheitsbilder einzugehen, führen die Präeklampsie und das HELLP-Syndrom aufgrund ihrer schwerwiegenden, lebensbedrohlichen Gesundheitsrisiken für Mutter und Kind rasch zu einem Notkaiserschnitt. Eine Präeklampsie und das HELLP-Syndrom können sich allerdings auch erst während oder kurz nach der Geburt entwickeln (Mautner et al. 2013). In solchen Fällen kann die Mutter in Lebensgefahr schweben, was einer sofortigen intensivmedizinischen Behandlung bedarf. Dies hat unmittelbar nach der Entbindung eine Trennung von Mutter und Kind zur Folge, und oft ist der Gesundheitszustand der Mutter derart kritisch, dass sie ihr Neugeborenes zum Teil nur dann kurz zu sehen bekommt, wenn es der Zustand erlaubt. Nach einer Präeklampsie oder einem HELLP-Syndrom ist das Risiko einer Traumatisierung der Mutter im Vergleich zu Frauen, die eine komplikationsfreie Schwangerschaft und Geburt hatten, um ein Mehrfaches erhöht (Roberts et al. 2022).

Praxisbeispiel

Seit Beginn der Schwangerschaft litt Christine an einem erhöhten Blutdruck, der medikamentös behandelt werden musste. Rund vier Wochen vor dem errechneten Geburtstermin wurde im Rahmen einer Kontrolluntersuchung eine weitere Erhöhung des Blutdrucks festgestellt und eine engmaschige Beobachtung festgelegt. Ziel war eine Geburtseinleitung in der Woche 37+0. Dazu kam es allerdings nicht mehr, weil bei Christine Ablagerungen, sogenannte Verkalkungen, auf der Plazenta entdeckt wurden und die Geburt deshalb schon in der Woche 36+4 eingeleitet wurde. Nachdem ihre Fruchtblase geplatzt war, schoss der Blutdruck hoch und Christine erlitt Krampfanfälle. Als sich zusätzlich auch noch die Herztöne ihres ungeborenen Sohnes verschlechterten, ging alles sehr schnell. Etwa zwölf Minuten später war ihr Sohn per Notkaiserschnitt entbunden worden. Zunächst schien sich alles zu beruhigen; sie verweilte noch eine Stunde im Gebärzimmer und konnte ihren Sohn halten. Kurz darauf wurde ihre Sicht unscharf und sie nahm ein Flimmern wahr. Ursache dieser Symptome war eine Präeklampsie, die sie nach der Geburt entwickelte und zu einer intensivmedizinischen Betreuung führte. Ihren Zustand nahm sie nur noch wie durch einen Schleier wahr. Im Nachhinein beschrieb sie ihre Situation als totalen körperlichen Kontrollverlust. Körperlich erholte sie sich erstaunlich schnell. Sie konnte bald auf die normale Gebärabteilung verlegt werden und lernte ihren Sohn zu stillen. Psychisch hingegen blieb das Gefühl, alles wie durch Watte wahrzunehmen. Immer wieder erschienen ihr Bilder und Erinnerungen an ihre Notsituation. In den Wochen darauf entwickelte Christine eine überdauernde starke innere Unruhe sowie ausgeprägte Einschlafstörungen.

Stille Geburt Unter einer stillen Geburt wird ein Verlust des Babys nach der 24. Schwangerschaftswoche verstanden (Donegan et al. 2023). Mütter, die ein im Bauch verstorbenes Kind gebären, haben ein generell beträchtlich höheres Risiko, ihre Geburt als traumatisch zu erfahren und in der Folge psychisch beeinträchtigt zu sein (Farren et al. 2022; Westby et al. 2021). Für Eltern beginnt nach einer stillen Geburt ein Trauerprozess, der im Vergleich zu einem Verlust einer anderen nahen Bezugsperson häufig länger andauert. Sehr oft sind trauernde Mütter geplagt von Schuldgefühlen und Fragen, ob und wie der Tod hätte verhindert werden können – wobei bei bis zu 50 % aller stillen Geburten die Ursache ungeklärt bleibt (Campbell-Jackson et al. 2014). Erschwerend kommt hinzu, dass die stille Geburt in der Gesellschaft nur wenig Anerkennung findet und den Trauernden oft vorschnell geraten wird, sich (positiv) auf die Zukunft zu konzentrieren.

Praxisbeispiel

Während einer Routineuntersuchung bei der Gynäkologin wurde festgestellt, dass das Herz von Annas Tochter in der 24. Schwangerschaftswoche nicht mehr schlug. Durch diese Nachricht fühlte sich Anna, als hätte sie den Boden unter den Füßen verloren, und nahm ihre Umwelt nur noch wie aus weiter Ferne wahr. Wie man es ihr empfohlen hatte, gebar sie ihre tote Tochter wenige Tage später in der Klinik. Sie hielt ihre Tochter anschließend lange in ihren Armen, betrachtete sie, machte Fotos und verbrachte viel Zeit damit, sich von ihr zu verabschieden. Unmittelbar nach der Geburt traten bei Anna ein starkes, diffuses Angstgefühl und eine zunehmende körperliche Unruhe ein, verbunden mit starken Schuldgefühlen und Grübeleien («Warum nur hörte das Herz auf zu schlagen …?»). Immer wieder spielte sie in Gedanken vergangene Ereignisse und Handlungen durch in der Hoffnung, einen Grund zu finden, der den Tod ihrer Tochter erklären konnte. Anna war in den Wochen nach der stillen Geburt dauerhaft angespannt, nervös und schnell reizbar. Die Ein- und Durchschlafstörungen nahmen von Woche zu Woche zu. In ihr festigte sich die Überzeugung, am Tod ihrer Tochter schuld zu sein.

Risikofaktoren während der Geburt

Während der Geburt können zu den oben genannten Risikofaktoren zusätzlich andere hinzukommen, die das Risiko für eine Traumatisierung noch weiter erhöhen. Es kann also auch vorkommen, dass eine betroffene Frau mehrere Risikofaktoren aufweist, die sie für eine negative Geburtserfahrung verwundbarer machen. Studien legen nahe, dass Komplikationen und medizinische Eingriffe aller Art die subjektive Geburtserfahrung stark beeinflussen und dahingehend auch unsere Bewertung der Geburt (Chabbert et al. 2021). In Abhängigkeit davon, inwiefern eine Mutter sich auf die Notwendigkeit von medizinischen Eingriffen vorbereitet, ausreichend informiert und begleitet fühlt, gilt eine medizinische oder instrumentelle Intervention (wie Periduralanästhesie [PDA], Saugglocke oder Zange) als erwünscht und gar hilfreich, oder dann im Umkehrschluss als erschütternd und traumatisch (Börjesson et al. 2007; Leeners et al. 2016).

Häufigste Geburtskomplikationen

- Lange andauernde Geburt
- Extrem schnelle Geburt (Sturzgeburt)
- Geburtsstillstand
- Exzessive Schmerzen
- Wehensturm (sehr kräftige Kontraktionen, kaum Pausen)
- Lebensbedrohung von Mutter und/oder Kind

Allen Komplikationen ist gemeinsam, dass sie in der Regel unerwartet auftreten und es zu einer überraschenden Wende im Geburtsverlauf kommt, die unter Umständen auch den Einsatz medizinischer Eingriffe erforderlich machen können (Bloemeke 2015). Dazu zählen der Notkaiserschnitt, der vielleicht unter Vollnarkose durchgeführt wird, die PDA, eine von Zange oder Saugglocke unterstützte Geburt, das Kristeller-Manöver, bei dem Druck auf den Bauch ausgeübt wird, mit dem Ziel, die Geburt zu beschleunigen, aber auch eine Operation direkt im Anschluss an die Geburt, bei der beispielsweise die Plazenta entfernt wird.

Praxisbeispiel

Die Wehen traten bei Kathrin termingerecht ein, und nachdem diese in regelmäßigen Abständen kamen, machte sie sich auf den Weg in die Geburtsklinik. Bereits auf dem Weg dorthin kamen die Wehen in deutlich kürzeren Abständen und die Stärke der Schmerzen erforderten Kathrins volle Konzentration. In der Klinik angekommen, fielen die Worte «Sturmwehen». Darunter konnte sie sich allerdings kaum etwas vorstellen und war von den Wehen und den Schmerzen komplett absorbiert, regelrecht überrollt. Sie fragte mehrfach nach einer PDA, da sie spürte, die Schmerzen nicht mehr selbst bewältigen zu können. Nachdem ihr eine PDA gelegt wurde, kam eine Phase der Geburt, die sie in guter Erinnerung hat. Etwa zehn Stunden nach Beginn der Geburt traten jedoch unerwartete Komplikationen auf. Die Hebamme teilte ihr mit, dass sich die Herztöne ihres Ungeborenen verschlechterten und die Ärzt:innen einen Kaiserschnitt einleiten würden. Wenige Zeit später kam ein gesunder Junge auf die Welt. Leider wurde danach bei Kathrin eine Operation notwendig, da sich ihre Gebärmutter nicht wie gewünscht zusammengezogen hatte. Als sie aus der Narkose aufwachte, fühlte sie sich verändert und hatte konstant starke Schmerzen im Unterbauch. Trotz der Beruhigung durch das Pflegepersonal und die Hebammen grübelte sie pausenlos an ihren Schmerzen herum. Panik kam auf. Ihre Schmerzen nahmen weiter zu, während sie in ihrem Klinikbett lag und ihren neugeborenen Sohn hätte an die Brust anlegen wollen. Stunden später wurde sie ärztlich untersucht, was erneut Unruhe verursachte. Es zeigte sich, dass Kathrin einen Riss in der Gebärmutter erlitten hatte, welcher zu inneren Blutungen führte. Eine zweite Notoperation erfolgte. Kathrin war Todesängsten ausgesetzt. Nach dem Aufwachen aus der Narkose spürte sie große Wut auf das Klinikpersonal, das aus ihrer Sicht ihre Schmerzen nicht ernst genommen hatte. Acht Tage war Kathrin hospitalisiert, bis sie körperlich genug stabil nach Hause entlassen werden konnte. Die psychische Stabilität hingegen war noch nicht gegeben. Kathrin litt unter massiven Ängsten, ihr oder ihrem Sohn könnte etwas Schlimmes zustoßen.

Geburtsmodus Der Geburtsmodus prägt die subjektive Bewertung der eigenen Geburt, insbesondere dann, wenn es im Verlauf der Geburt zu einer überraschenden Änderung kommt – wie beispielsweise bei einer Geburt, die spontan begonnen hat und in einem Kaiserschnitt endet. Im Allgemeinen wird eine vaginale, komplikationsarme Geburt mit positiveren Erfahrungen assoziiert (Carquillat et al. 2016) als eine instrumentell assistierte vaginale Geburt oder ein Notkaiserschnitt (Börjesson et al. 2007). Repräsentative Studien geben an, dass sich die große Mehrheit der Frauen eine spontane (natürliche) Geburt wünscht (Coates et al. 2020). Demgegenüber steht, dass für einige Frauen der elektive Kaiserschnitt die Wunschgeburt darstellt. Auch hier gilt also, dass nicht der objektive Geburtsmodus entscheidend ist. In Abhängigkeit von den Wunschvorstellungen der Mutter und ihren Erlebnissen in dem jeweiligen Geburtsmodus kann grundsätzlich jede Form der Geburt die Möglichkeit für ein Trauma bergen. Entscheidender Faktor ist dabei auch die erlebte Unterstützung.

Professionelle Unterstützung Die meisten psychologischen Studien belegen, dass die wahrgenommene Unterstützung durch Geburtshelfende einen großen Einfluss auf die Bewertung des Geburtsgeschehens hat (Ertan et al. 2021; Heyne et al. 2022). Frauen, die sich sicher und geborgen in sogenannten guten Händen fühlen, bewerten ihre Geburtserfahrung trotz schwerer Geburtskomplikationen als positiv (Downe et al. 2018). Demgegenüber kann eine unklare oder fehlende Kommunikation durch die Unterstützungs-personen, erlebte Entwertung oder gar Beschämung («Jetzt stellen Sie sich mal nicht so an, beim Babymachen hat es Ihnen ja auch nicht so wehge-tan!»), sich unter Druck gesetzt fühlen («Wenn Sie jetzt nicht mitmachen, verlasse ich den Raum.») und ganz generell eine fehlende oder ungenü-gende Betreuung während der Geburt eine traumatische Erfahrung darstel-len, selbst wenn der Geburtsverlauf objektiv betrachtet unkompliziert ablief (Ayers et al. 2016; Garthus-Niegel et al. 2014; Heyne et al. 2022). Nega-tive Interaktionen mit Unterstützungspersonen und Medizinpersonal wäh-rend der Geburt kann eine Form von Gewalt darstellen – wobei wichtig ist, dass nicht jede ungenügende Behandlung als Gewalt ausgelegt werden kann (Ayers et al. 2024). Zu Gewalt während der Geburt zählen gemäß Weltge-sundheitsorganisation (WHO) physischer Missbrauch, psychischer (verba-ler) Missbrauch, Stigma und Diskriminierung, Eingriffe ohne Einwilligung der Frau oder gar medizinisch unnötige Eingriffe, eine Vernachlässigung der Betreuung oder die Verweigerung von Hilfe oder medizinischer Behandlung während der Geburt (World Health Organization (WHO), 2015). Die Aus-legung dieser Faktoren, die als Gewalt während der Geburt definiert werden, ist jedoch noch wenig ausdifferenziert und lässt Raum für unterschiedliche Interpretationen. Dieser Mangel führt mitunter dazu, dass wahrgenommene Traumata lange Zeit von der medizinischen, gynäkologischen Fachwelt ver-nachlässigt (abgestritten oder falsch verstanden) wurden. Betroffene Frauen waren sich selbst überlassen. In der Öffentlichkeit gelangte die Thematik der Gewalt während der Geburt in den letzten Jahren vermehrt ins Zentrum der Aufmerksamkeit, was dazu beigetragen hat, dass immer mehr betroffene Frauen den Mut haben, über ihre negativen Geburtserfahrungen zu spre-chen und sich entsprechend therapeutische Hilfe zu suchen.

Individualität der Bewertung Jahrzehntelang standen die körperliche Un-versehrtheit und Sicherheit der Mutter sowie des Kindes im Fokus der Ge-burtshilfe. Erst in den letzten zwanzig Jahren gewannen die emotionale Si-cherheit der Mutter und die persönliche Wahrnehmung ihrer Geburt an In-teresse (Chabbert et al. 2021). Die Geburtserfahrung ist höchst individuell, von daher lässt sich nicht von einem der oben beschriebenen Risikofaktoren direkt auf eine Traumatisierung schließen. Diese Risikofaktoren erhöhen lediglich die Wahrscheinlichkeit für eine Traumatisierung. Entscheidender sind das psychische Befinden während der Geburt sowie die eigene Bewer-tung des Geburtsverlaufs. Was negativ erlebt wird und was nicht, ist sehr individuell. Dennoch zeigen Studienergebnisse gewisse Parallelen auf, die zu einem aversiven Erleben der Geburt führen. Dazu zählen ein überdauerndes Gefühl von Kontrollverlust und Hilflosigkeit (Bryanton et al. 2008).

Geburtsvorerfahrung Studien zeigen, dass mehr Erstgebärende von traumatisch erlebten Geburten betroffen sind als Mütter, die bereits geboren haben. Dies wird einerseits damit begründet, dass mehrfach Gebärende über eine gewisse Vorerfahrung mit der Geburt an sich verfügen – auch wenn keine Geburt identisch ist mit einer vorherigen. Andererseits wird das höhere Traumatisierungsrisiko bei Erstgebärenden mit den oftmals höheren Erwartungen und idealisierten Wünschen an die Geburt in Zusammenhang gebracht (Henriksen et al. 2017). Wurden eigene Erwartungen oder Wünsche an die Geburt nicht erfüllt, steht dies ebenso in Zusammenhang mit einer negativen Geburtserfahrung (Fenaroli et al. 2016). In der Regel drehen sich die mütterlichen Erwartungen darum, in Entscheidungen während der Geburt mit einbezogen zu werden, ein hohes Maß an Kontrolle aufrechterhalten zu können und nach der Geburt mit dem Neugeborenen direkt Zeit verbringen zu können. Ganz im Allgemeinen entspricht dies einer möglichst komplikationsfreien vaginalen Geburt (Bryanton et al. 2008). Abweichungen von diesen oder anderen gehegten Vorstellungen sind jedoch häufig und in der Folge eher mit negativen Geburtserfahrungen verbunden.

Schmerzerfahrung Schmerz ist während der Geburt eine intensive Sinneserfahrung, die sich in Abhängigkeit von seiner Stärke ebenfalls auf die subjektive Geburtserfahrung auswirkt (Garthus-Niegel et al. 2014). Studienergebnisse legen nahe, dass allerdings nicht ausschließlich die Ausprägung der Geburtsschmerzen entscheidend ist für die Bewertung der Geburtserfahrung, sondern wie die Schmerzen von den Gebärenden bewertet wurden. Negative Bewertungen von Schmerzen, wie beispielsweise das Gefühl, vom Schmerz übermannt zu werden, dem Schmerz ausgeliefert zu sein oder den Schmerz nicht bewältigen zu können, führen zu aversiven Gefühlen wie Angst und Hilflosigkeit. Für rund 50 % aller Frauen sind intensive Geburtsschmerzen ein Hinweis dafür, dass ihr Leben bedroht ist, und sie geraten dadurch unter Stress (Allen 1998).

3.3 Gemeinsamkeiten aller traumatisch erlebten Geburtserlebnisse

Allen traumatischen Geburtserlebnissen ist gemeinsam, dass ganz unterschiedliche Risikofaktoren vorliegen und diese mit einer Reihe von höchst unangenehmen Gefühlszuständen einhergehen (Tab. 3.1). Dazu gehören das Erleben intensiver Angst, Hilflosigkeit, ein Gefühl des Ausgeliefertseins und des Kontrollverlusts sowie ein Gefühl des Alleinseins. In der Summe führt dies zu einer Bewertung, von den Ereignissen oder anderen Menschen überwältigt zu werden. Da die eigenen Bewältigungsstrategien nicht mehr ausreichen, um mit dieser Ausnahmesituation zurechtzukommen, wird die Geburt folglich als bedrohlich wahrgenommen (Beck 2004).

3.4   Mein persönliches Risikoprofil

Du hast nun viel darüber erfahren, was unter einer traumatisch erlebten Geburt verstanden wird und welche Risikofaktoren damit verbunden werden. Wir laden dich im Folgenden ein, für dich zu reflektieren, welche Faktoren bei dir vorlagen und mit deiner Bewertung der Geburtserfahrung zusammenhängen (Tab. 3.1).

Das Wichtigste in Kürze
Rund ein Drittel aller Frauen erlebt die Geburt als traumatisch. Der Begriff der traumatisch erlebten Geburt bezieht sich dabei auf Ereignisse und/oder Interaktionen während der Geburt, die sowohl kurzfristige als auch langfristige Auswirkungen auf das psychische Wohlbefinden der Frauen haben

Tab. 3.1   Mein Risikoprofil

Ja/Nein	Mögliche Risikofaktoren
☐	Psychische Störungen in der Vorgeschichte oder in der Schwangerschaft
☐	Sexueller Missbrauch in der Kindheit oder im Erwachsenenalter
☐	Körperlicher oder psychischer Missbrauch in der Kindheit oder im Erwachsenenalter
☐	Starke Angst vor der Geburt
☐	Komplikationen während der Schwangerschaft
☐	Frühgeburt
☐	Stille Geburt (Totgeburt)
☐	Komplikationen während der Geburt
☐	Operative Eingriffe während der Geburt (zum Beispiel Notkaiserschnitt)
☐	Mangelhaft wahrgenommene Unterstützung; das Gefühl, nicht gesehen oder verstanden worden zu sein
☐	Gefühle von Hilflosigkeit, Ausgeliefertsein und Kontrollverlust während der Geburt
☐	Gewalt während der Geburt
☐	Scham- und Schuldgefühle nach der Geburt
☐	Eigene Erwartungen an die Geburt wurden nicht erfüllt; Enttäuschung über die eigene Geburt, Versagensgefühle

können. Besonders Gefühle der Hilflosigkeit, des Ausgeliefertseins und des Kontrollverlusts tragen dazu bei, dass die Geburt als bedrohlich wahrgenommen wird. Darüber hinaus gibt es zahlreiche Risikofaktoren, die eine Traumatisierung während der Geburt begünstigen können. Es ist wichtig zu betonen, dass eine traumatisch erlebte Geburt nicht automatisch mit einer PTBS gleichzusetzen ist. Vielmehr kann die PTBS eine mögliche Folge einer solchen traumatischen Erfahrung darstellen.

Literatur

Aagaard H, Uhrenfeldt L, Spliid M, Fegran L (2015) Parents' experiences of transition when their infants are discharged from the neonatal intensive care unit: A systematic review protocol. JBI Database of Systematic Reviews and Implementation Reports, *13*(10), 123–132. https://doi.org/10.11124/jbisrir-2015-2287

Allen S (1998) A qualitative analysis of the process, mediating variables and impact of traumatic childbirth. J Reprod Infant Psychol 16(2–3):107–131. https://doi.org/10.1080/02646839808404563

Ayers S, Bond R, Bertullies S, Wijma K (2016) The aetiology of post-traumatic stress following childbirth: A meta-analysis and theoretical framework. Psychol Med 46(6):1121–1134. https://doi.org/10.1017/S0033291715002706

Ayers S, Horsch A, Garthus-Niegel S, Nieuwenhuijze M, Bogaerts A, Hartmann K, Karlsdottir SI, Oosterman M, Tecirli G, Turner JD, Lalor J (2024) Traumatic birth and childbirth-related post-traumatic stress disorder: International expert consensus recommendations for practice, policy, and research. Women and Birth: Journal of the Australian College of Midwives, *37*(2), 362–367. https://doi.org/10.1016/j.wombi.2023.11.006

Ayers S, Sawyer A (2019) The impact of birth on women's health and wellbeing. In O. Taubman–Ben-Ari (Hrsg.), Pathways and barriers to parenthood (S. 199–218). Springer. https://www.springer.com/gp/book/9783030248635

Beck, C. T. (2004). Birth trauma: In the eye of the beholder. Nursing Research, 53(1), 28–35. https://doi.org/10.1097/00006199-200401000-00005

Berman Z, Thiel F, Kaimal AJ, Dekel S (2021) Association of sexual assault history with traumatic childbirth and subsequent PTSD. Archives of Women's Mental Health 24(5):767–771. https://doi.org/10.1007/s00737-021-01129-0

Bloemeke VJ (2015) Es war eine schwere Geburt: Wie schmerzliche Erfahrungen heilen. Kösel

Börjesson K, Ruppert S, Wager J, Bågedahl-Strindlund M (2007) Personality disorder, psychiatric symptoms and experience of childbirth among childbearing women in Sweden. Midwifery 23(3):260–268. https://doi.org/10.1016/j.midw.2006.03.013

Bryanton J, Gagnon AJ, Johnston C, Hatem M (2008) Predictors of women's perceptions of the childbirth experience. Journal of Obstetric, Gynecologic, and Neonatal Nursing: JOGNN 37(1):24–34. https://doi.org/10.1111/j.1552-6909.2007.00203.x

Campbell-Jackson L, Bezance J, Horsch A (2014) «A renewed sense of purpose»: Mothers' and fathers' experience of having a child following a recent stillbirth. BMC Pregnancy Childbirth 14:423. https://doi.org/10.1186/s12884-014-0423-x

Carquillat P, Boulvain M, Guittier M-J (2016) How does delivery method influence factors that contribute to women's childbirth experiences? Midwifery 43:21–28. https://doi.org/10.1016/j.midw.2016.10.002

Chabbert M, Panagiotou D, Wendland J (2021) Predictive factors of women's subjective perception of childbirth experience: A systematic review of the literature. J Reprod Infant Psychol 39(1):43–66. https://doi.org/10.1080/02646838.2020.1748582

Coates D, Thirukumar P, Spear V, Brown G, Henry A (2020) What are women's mode of birth preferences and why? A systematic scoping review. Women and Birth 33(4):323–333. https://doi.org/10.1016/j.wombi.2019.09.005

Dagher RK, Bruckheim HE, Colpe LJ, Edwards E, White DB (2021) Perinatal depression: Challenges and opportunities. Journal of Women's Health 30(2):154–159. https://doi.org/10.1089/jwh.2020.8862

Dekel S, Papadakis JE, Quagliarini B, Pham CT, Pacheco-Barrios K, Hughes F, Jagodnik KM, Nandru R (2024) Preventing posttraumatic stress disorder following childbirth: A systematic review and meta-analysis. Am J Obstet Gynecol 230(6):610-641.e14. https://doi.org/10.1016/j.ajog.2023.12.013

Delicate A, Ayers S, Easter A, McMullen S (2018) The impact of childbirth-related post-traumatic stress on a couple's relationship: A systematic review and meta-synthesis. J Reprod Infant Psychol 36(1):102–115. https://doi.org/10.1080/02646838.2017.1397270

Donegan G, Noonan M, Bradshaw C (2023) Parents experiences of pregnancy following perinatal loss: An integrative review. Midwifery 121:103673. https://doi.org/10.1016/j.midw.2023.103673

Downe S, Finlayson K, Oladapo OT, Bonet M, Gülmezoglu AM (2018) What matters to women during childbirth: A systematic qualitative review. PLoS ONE 13(4):e0194906. https://doi.org/10.1371/journal.pone.0194906

Elliott DM, Mok DS, Briere J (2004) Adult sexual assault: Prevalence, symptomatology, and sex differences in the general population. J Trauma Stress 17(3):203–211. https://doi.org/10.1023/B:JOTS.0000029263.11104.23

Ertan D, Hingray C, Burlacu E, Sterlé A, El-Hage W (2021) Post-traumatic stress disorder following childbirth. BMC Psychiatry 21:155. https://doi.org/10.1186/s12888-021-03158-6

Farren J, Jalmbrant M, Falconieri N, Mitchell-Jones N, Bobdiwala S, Al-Memar M, Parker N, Calster BV, Timmerman D, Bourne T (2022) Prognostic factors for post-traumatic stress, anxiety and depression in women after early pregnancy loss: A multi-centre prospective cohort study. BMJ Open 12(3):e054490. https://doi.org/10.1136/bmjopen-2021-054490

Fenaroli V, Saita E, Molgora S, Accordini M (2016) Italian women's childbirth: A prospective longitudinal study of delivery predictors and subjective experience. J Reprod Infant Psychol. 34(3), 235–246 https://doi.org/10.1080/02646838.2016.1167864

Fowler C, Green J, Elliott D, Petty J, Whiting L (2019) The forgotten mothers of extremely preterm babies: A qualitative study. J Clin Nurs 28(11–12):2124–2134. https://doi.org/10.1111/jocn.14820

Friedrich J (2017) Das Geheimnis einer schönen Geburt: Finde den richtigen Weg zu deiner persönlichen Traumgeburt (2. Aufl.). tredition GmbH

Garthus-Niegel S, Knoph C, von Soest T, Nielsen CS, Eberhard-Gran M (2014) The role of labor pain and overall birth experience in the development of post-traumatic stress symptoms: A longitudinal cohort study. Birth, 41(1), 108–115. https://doi.org/10.1111/birt.12093

Gonçalves JL, Fuertes M, Alves MJ, Antunes S, Almeida AR, Casimiro R, Santos M (2020) Maternal pre and perinatal experiences with their full-term, preterm and very preterm newborns. BMC Pregnancy Childbirth 20(1):276. https://doi.org/10.1186/s12884-020-02934-8

Gosselin P, Chabot K, Béland M, Goulet-Gervais L, Morin AJS (2016) Fear of childbirth among nulliparous women: Relations with pain during delivery, post-traumatic stress symptoms, and postpartum depressive symptoms. L'Encephale 42(2):191–196. https://doi.org/10.1016/j.encep.2016.01.007

Henriksen L, Grimsrud E, Schei B, Lukasse M (2017) Factors related to a negative birth experience – A mixed methods study. Midwifery 51:33–39. https://doi.org/10.1016/j.midw.2017.05.004

Heyne C-S, Kazmierczak M, Souday R, Horesh D, Lambregtse-van den Berg M, Weigl T, Horsch A, Oosterman M, Dikmen-Yildiz P, Garthus-Niegel S (2022) Prevalence and risk factors of birth-related posttraumatic stress among parents: A comparative systematic review and meta-analysis. Clin Psychol Rev 94:102157. https://doi.org/10.1016/j.cpr.2022.102157

Horsch A, Ayers S (2016) Chapter 39 – Childbirth and stress. In G. Fink (Hrsg.), Stress: Concepts, cognition, emotion, and behavior (S. 325–330). Academic Press. https://doi.org/10.1016/B978-0-12-800951-2.00040-6

Horsch A, Garthus-Niegel S, Ayers S, Chandra P, Hartmann K, Vaisbuch E, Lalor J (2024) Childbirth-related posttraumatic stress disorder: Definition, risk factors, pathophysiology, diagnosis, prevention, and treatment. Am J Obstet Gynecol 230(3S):S1116–S1127. https://doi.org/10.1016/j.ajog.2023.09.089

Langan R, Goodbred AJ (2016) Identification and management of peripartum depression. Am Fam Physician 93(10):852–858

Leeners B, Görres G, Block E, Hengartner MP (2016) Birth experiences in adult women with a history of childhood sexual abuse. J Psychosom Res 83:27–32. https://doi.org/10.1016/j.jpsychores.2016.02.006

Leinweber J, Fontein-Kuipers Y, Thomson G, Karlsdottir SI, Nilsson C, Ekström-Bergström A, Olza I, Hadjigeorgiou E, Stramrood C (2022) Developing a woman-centered, inclusive definition of traumatic childbirth experiences: A discussion paper. Birth 49(4):687–696. https://doi.org/10.1111/birt.12634

Mautner E, Stern C, Deutsch M, Nagele E, Greimel E, Lang U, Cervar-Zivkovic M (2013) The impact of resilience on psychological outcomes in women after preeclampsia: An observational cohort study. Health Qual Life Outcomes 11:194. https://doi.org/10.1186/1477-7525-11-194

Misund AR, Nerdrum P, Diseth TH (2014) Mental health in women experiencing preterm birth. BMC Pregnancy Childbirth 14(1):263. https://doi.org/10.1186/1471-2393-14-263

Nilsson C, Hessman E, Sjöblom H, Dencker A, Jangsten E, Mollberg M, Patel H, Sparud-Lundin C, Wigert H, Begley C (2018) Definitions, measurements and prevalence of fear of childbirth: A systematic review. BMC Pregnancy Childbirth 18(1):28. https://doi.org/10.1186/s12884-018-1659-7

O'Connell MA, Leahy-Warren P, Khashan AS, Kenny LC, O'Neill SM (2017) Worldwide prevalence of tocophobia in pregnant women: Systematic review and meta-analysis. Acta Obstet Gynecol Scand 96(8):907–920. https://doi.org/10.1111/aogs.13138

O'Connell MA, Martin CR, Jomeen J (2021) Reconsidering fear of birth: Language matters. Midwifery 102:103079. https://doi.org/10.1016/j.midw.2021.103079

Roberts L, Henry A, Harvey SB, Homer CSE, Davis GK (2022) Depression, anxiety and posttraumatic stress disorder six months following preeclampsia and normotensive pregnancy: A P4 study. BMC Pregnancy Childbirth 22(1):108. https://doi.org/10.1186/s12884-022-04439-y

Robertson-Blackmore E, Putnam FW, Rubinow DR, Matthieu M, Hunn JE, Putnam KT, Moynihan JA, O'Connor TG (2013) Antecedent trauma exposure and risk of depression in the perinatal period. J Clin Psychiatry 74(10):e942-948. https://doi.org/10.4088/JCP.13m08364

Slade P, Murphy A, Hayden E (2022) Identifying post-traumatic stress disorder after childbirth. BMJ (Clinical Research Ed.) 377:e067659. https://doi.org/10.1136/bmj-2021-067659

Souch AJ, Jones IR, Shelton KHM, Waters CS (2022) Maternal childhood maltreatment and perinatal outcomes: A systematic review. J Affect Disord 302:139–159. https://doi.org/10.1016/j.jad.2022.01.062

Stern C, Trapp E-M, Mautner E, Deutsch M, Lang U, Cervar-Zivkovic M (2014) The impact of severe preeclampsia on maternal quality of life. Quality of Life Research: An International Journal of Quality of Life Aspects of Treatment, Care and Rehabilitation 23(3):1019–1026. https://doi.org/10.1007/s11136-013-0525-3

Suarez A, Yakupova V (2024) Childbirth experiences of women with a history of physical, sexual, and child abuse: A cross-sectional study of 2,575 Russian women. BMC Pregnancy Childbirth 24:186. https://doi.org/10.1186/s12884-024-06369-3

Westby CL, Erlandsen AR, Nilsen SA, Visted E, Thimm JC (2021) Depression, anxiety, PTSD, and OCD after stillbirth: A systematic review. BMC Pregnancy Childbirth 21(1):782. https://doi.org/10.1186/s12884-021-04254-x

World Health Organization (WHO) (2015) The prevention and elimination of disrespect and abuse during facility-based childbirth. WHO. https://apps.who.int/iris/handle/10665/134588.

Wosu AC, Gelaye B, Williams MA (2015) History of childhood sexual abuse and risk of prenatal and postpartum depression or depressive symptoms: An epidemiologic review. Archives of Women's Mental Health 18(5):659. https://doi.org/10.1007/s00737-015-0533-0

Yildiz PD, Ayers S, Phillips L (2017) The prevalence of posttraumatic stress disorder in pregnancy and after birth: A systematic review and meta-analysis. J Affect Disord 208:634–645. https://doi.org/10.1016/j.jad.2016.10.009

4

Traumatisierte Partner:innen

Inhaltsverzeichnis

Auch für geburtsbegleitende Partner:innen kann ein traumatisches Geburtserlebnis sehr belastend sein und die psychische Gesundheit beeinträchtigen. In diesem Kapitel erfährst du, welche Risikofaktoren ein negatives Geburtserlebnis für Partner:innen begünstigen und worauf nach einer traumatisch erlebten Geburt besonders geachtet werden sollte.

Eltern bestehen nicht immer aus einer Mutter und einem Vater. Es gibt eine Vielzahl an Beziehungsformen, in welchen Personen Eltern werden. Da dies ein Ratgeber für Betroffene einer traumatisch erlebten Geburt ist, fokussieren wir hier auf Eltern, bei denen mindestens ein Elternteil schwanger war und geboren hat.

4.1 Geburtsbegleitende Väter

Auch für Väter stellt der Übergang in die neue Elternschaft eine große Veränderung dar, die mit einer bedeutenden Adaptionsleistung verbunden ist. Die Zeit rund um die Schwangerschaft und Geburt kann daher auch für Väter sehr herausfordernd sein und sich auf ihre psychische Gesundheit negativ auswirken. So erleben Väter in dieser Phase zum Beispiel mehr Ängste (Philpott et al. 2019) und Depressionen (Giallo et al. 2012; Paulson und Bazemore 2010).

Erwartungen an Väter
Die Anwesenheit des Vaters bei der Geburt kann sich positiv auf seine Rolle als Mann und Vater auswirken sowie die Beziehung zum Kind und zur Partnerin stärken (Plantin et al. 2011). In westlichen Gesellschaften ist es seit vielen Jahrzehnten üblich, dass Väter bei der Geburt dabei sind – heute gilt dies meist als selbstverständlich. Mit dieser Entwicklung ist eine gewisse Erwartungshaltung entstanden – sowohl bei den werdenden Vätern und Müttern als auch bei den Fachpersonen. Es wird oft davon ausgegangen, dass Väter durch die Geburtserfahrung emotional stärker eingebunden sind, was die Bindung zum Baby positiv beeinflusst (Johansson et al. 2012). Viele Frauen empfinden die Anwesenheit ihres Partners als hilfreich und unterstützend. Studien zeigen, dass eine solche wahrgenommene Unterstützung Ängste lindern und Schmerzen während der Geburt reduzieren kann (Dellmann 2004; Wöckel et al. 2007). Der Wunsch vieler Männer, bei der Geburt anwesend zu sein, hängt auch mit dem gesellschaftlichen Bild des Vaters als Beschützer und Unterstützer zusammen, das nach wie vor stark verbreitet ist (Draper 2003). Gleichzeitig empfinden manche Väter den gesellschaftlichen Erwartungsdruck, bei der Geburt dabei zu sein, als belastend und zweifeln daran, ob sie ihre Partnerin im Geburtsprozess wirklich hilfreich unterstützen können (Plantin et al. 2011).

Traumatische Geburtserfahrung und posttraumatische Belastungsstörung
Wenn die Rolle für Väter im Geburtsgeschehen nur unzureichend definiert ist, kann dies bei ihnen während der Geburt zu Gefühlen von Angst, Unsicherheit und Hilflosigkeit führen (Steen et al. 2012). Werden Väter zudem Zeuge von schwerwiegenden Komplikationen, ohne aktiv eingreifen zu können, löst dies intensiven Stress und starke Ängste aus. In manchen Fällen entwickelt sich daraus eine posttraumatische Belastungsstörung (PTBS)

(Elmir und Schmied 2016). Ein systematisches Review aus dem Jahr 2022 zeigt, dass im Durchschnitt 1,2 % der Väter nach der Geburt an einer PTBS leiden (Heyne et al. 2022).

Risikofaktoren für ein traumatisches Geburtserlebnis

Manche Väter, die die Geburt ihres Kindes als traumatisch erlebt haben, beschreiben sie als das schlimmste Erlebnis ihres Lebens (Elmir und Schmied 2022). Viele fühlen sich – insbesondere im Hinblick auf mögliche Komplikationen – unzureichend vorbereitet. Während der Geburt haben sie große Angst um das Leben ihres Babys und ihrer Partnerin (Etheridge und Slade 2017; Harvey und Pattison 2012; Hinton et al. 2014). Statt aktiv einbezogen zu werden, erleben sich viele Väter am Rand des Geschehens – ausgeschlossen und ohnmächtig (Lindberg et al. 2007; Nicholls und Ayers 2007; Snowdon et al. 2012). Wenn unklar ist, was genau vor sich geht, verstärkt dies zusätzlich die Unsicherheit (Elmir und Schmied 2016). Diese Erfahrungen erschweren es Vätern, ihre Rolle als Beschützer und Unterstützer zu erfüllen. Viele fühlen sich in dieser Ausnahmesituation hilflos oder als könnten sie nichts beitragen (Bradley et al. 2008; Elmir und Schmied 2016). Auch nach der Geburt sehen sich Väter neuen Herausforderungen gegenüber. Einige sind stärker in die Versorgung des Babys eingebunden, als sie erwartet hatten. Während manche dies als Belastung empfinden, erleben andere darin eine Chance, schneller in ihre Vaterrolle hineinzuwachsen (Elmir und Schmied 2022). Besonders wenn sie unerwartet zur wichtigsten Bezugsperson für das Neugeborene werden, kann dies als bereichernde, aber auch als belastende Erfahrung wahrgenommen werden.

Risikofaktoren für ein traumatisches Geburtserlebnis bei Vätern

- Vor der Geburt
  - Wahrgenommener Druck, bei der Geburt dabei sein zu müssen
  - Einseitige Vorbereitung (Fokus auf komplikationslose Geburt)
- Während der Geburt
  - Vorzeitige Wehen/Frühgeburt
  - Lebensbedrohung der Partnerin/des Babys
  - Plötzlich große Anzahl von Ärzt:innen/Hebammen im Raum
  - Notkaiserschnitt
  - Instrumentelle Geburt
  - Starke postpartale Blutungen
  - Nur wenig Informationen bei Komplikationen
  - Stress, Angst und Furcht um das Baby oder die Partnerin
  - Die Rolle als Beschützer und Unterstützer nicht wahrnehmen können
  - Sich selbst als nicht hilfreich wahrnehmen

- – Mangelnde und ungenaue Kommunikation
- – Sich ausgeschlossen fühlen
- – Mangelnde Unterstützung von Fachpersonen
- Nach der Geburt
  - – Reanimation des Neugeborenen
  - – Post partum Eklampsie-Krampfanfall
  - – Partnerin auf der Intensivstation
  - – Keine Unterstützung von Fachpersonen
  - – Alleinige Hauptbezugsperson für das Neugeborene sein

Eine umfassende Geburtsvorbereitung, die auch mögliche Geburtskomplikationen thematisiert, kann Vätern helfen, sich besser auf die Geburt vorzubereiten. Ebenso empfinden es viele Väter als hilfreich, wenn sie aktiv in das Geburtsgeschehen einbezogen und medizinische Entscheidungen transparent kommuniziert werden. Verläuft die Geburt traumatisch, sollte Vätern im Anschluss gezielt und proaktiv Unterstützung angeboten werden.

4.2   Queere Elternteile als Geburtsbegleitung

Die Frage, wie queere Elternteile eine Geburt als begleitende Personen erleben, lässt sich bislang nur schwer beantworten, denn dazu existieren kaum wissenschaftliche Studien. Es ist jedoch bekannt, dass queere Menschen häufiger Risikofaktoren ausgesetzt sind, die mit einer traumatisch erlebten Geburt in Verbindung stehen. Das bedeutet, dass auch begleitende Elternteile ein höheres Risiko haben, eine belastende Geburt mitzuerleben.

Erhöhte Risikofaktoren für eine traumatisch erlebte Geburt
Queere Personen sind in ihrem Leben häufiger psychischen Belastungen ausgesetzt – unter anderem durch Stigmatisierung, Diskriminierung und gesellschaftliche Vorurteile (Stichwort: *Minoritätenstress*) – und entwickeln daher insgesamt häufiger psychische Erkrankungen (Spittlehouse et al. 2020). Insbesondere in der Schwangerschaft zeigen sich bei queeren Personen vermehrt Depressionen und Angststörungen (Gonzales et al. 2019). Auch die Geburtsangst ist bei queeren Personen im Vergleich zur allgemeinen Schwangerschaftspopulation erhöht (O'Connell et al. 2017). Lesbische, bisexuelle und transgender Personen haben zudem ein erhöhtes Risiko für Komplikationen während der Geburt. Dies kann dazu führen, dass der gebärende Elternteil und das Neugeborene nach der Geburt auf unterschiedlichen Stationen behandelt werden – eine Trennung, die die Belastung der betroffenen Familien zusätzlich verstärken kann (Klittmark et al. 2023).

Geburtsbegleitende Elternteile mit eigenem Schwangerschaftswunsch

In Familienkonstellationen, in denen beide Elternteile gebärfähig sind – wie beispielsweise bei lesbischen Paaren – besteht häufig der Wunsch, dass beide einmal schwanger werden und eine Geburt erleben (Malmquist und Nieminen 2021). Wenn die Geburt als traumatisch erlebt wird, kann dies bei der geburtsbegleitenden Person die Angst vor einer Geburt so verstärken, dass sie – trotz ursprünglichen Wunsches – von einer eigenen Schwangerschaft Abstand nimmt (Malmquist und Nieminen 2021). Gerade in solchen Fällen ist es besonders wichtig, auch der geburtsbegleitenden Person nach der Geburt aktiv Unterstützung anzubieten. Da sich begleitende Elternteile häufig nicht in den Vordergrund stellen wollen, sollten Fachpersonen gezielt nachfragen, wie sie die Geburt erlebt haben. Dabei ist zu beachten, dass eine Geburt auch ohne medizinische Komplikationen als traumatisch empfunden werden kann – und zwar selbst dann, wenn die gebärende Person die Geburt als positiv erlebt hat. Um beiden gerecht zu werden, ist es daher sinnvoll, die Geburtserfahrung beider Elternteile individuell zu erfassen.

> Für Paare mit zwei gebärfähigen Elternteilen, zum Beispiel lesbische Paare, kann die Traumatisierung einer Partnerin während der Geburt besonders schwer wiegen, da sie die Angst vor der eigenen Schwangerschaft und Geburt verstärken kann. Deshalb ist es in solchen Fällen besonders wichtig, die psychische Belastung beider Elternteile nach der Geburt gezielt zu erfragen.

4.3 Hilfe für geburtsbegleitende Elternteile

Sollte dein:e Partner:in durch die Geburtserfahrung stark belastet sein, so laden wir deine Partner:in ein, Kap. 9 und 10 zu lesen und die dort genannten Übungen zu machen. Falls Unsicherheit besteht, ob professionelle Unterstützung notwendig ist, kann das Ausfüllen der Geburtstrauma-Skala für Geburtspartner (https://www.citybirthtraumascale.com/partners) dabei helfen, eine erste Einschätzung zu erhalten (Weigl et al. 2021). Zwar gibt es aktuell noch keine offizielle deutsche Übersetzung dieser Partner-Version, doch der Fragebogen enthält dieselben Fragen wie die Version für die betroffene Frau, die in Kap. 7 in diesem Buch vorgestellt wird.

Das Wichtigste in Kürze

Auch geburtsbegleitende Väter und queere Eltern können unter den Folgen einer traumatisch erlebten Geburt leiden. Für Partner:innen, die bei der

Geburt dabei sein möchten, ist eine umfassende Geburtsvorbereitung, die auch Geburtskomplikationen mit einschließt, sinnvoll. Bei geburtsbegleitenden Personen, die selbst eine Schwangerschaft und Geburt planen, ist es besonders wichtig, nach der Geburt aktiv nach ihrem Erleben zu fragen. So kann frühzeitig erkannt werden, ob Belastungen vorliegen, die den eigenen Kinderwunsch beeinflussen könnten.

Literatur

Bradley R, Slade P, Leviston A (2008) Low rates of PTSD in men attending childbirth: A preliminary study. Br J Clin Psychol 47(Pt 3):295–302. https://doi.org/10.1348/014466508X279495

Dellmann T (2004) "The best moment of my life": A literature review of fathers' experience of childbirth. Australian Midwifery 17:20–26. https://doi.org/10.1016/S1448-8272(04)80014-2

Draper J (2003) Blurring, moving and broken boundaries: Men's encounters with the pregnant body. Sociol Health Illn 25(7):743–767. https://doi.org/10.1046/j.1467-9566.2003.00368.x

Elmir R, Schmied V (2016) A meta-ethnographic synthesis of fathers' experiences of complicated births that are potentially traumatic. Midwifery 32:66–74. https://doi.org/10.1016/j.midw.2015.09.008

Elmir R, Schmied V (2022) A qualitative study of the impact of adverse birth experiences on fathers. Women and Birth: Journal of the Australian College of Midwives 35(1):e41–e48. https://doi.org/10.1016/j.wombi.2021.01.005

Etheridge J, Slade P (2017) «Nothing's actually happened to me.»: The experiences of fathers who found childbirth traumatic. BMC Pregnancy and Childbirth, 17(1), 80. https://doi.org/10.1186/s12884-017-1259-y

Giallo R, D'Esposito F, Christensen D, Mensah F, Cooklin A, Wade C, Lucas N, Canterford L, Nicholson JM (2012) Father mental health during the early parenting period: Results of an Australian population based longitudinal study. Soc Psychiatry Psychiatr Epidemiol 47(12):1907–1916. https://doi.org/10.1007/s00127-012-0510-0

Gonzales G, Quinones N, Attanasio L (2019) Health and access to care among reproductive-age women by sexual orientation and pregnancy status. Women's health issues : Official publication of the Jacobs Institute of Women's Health 29(1):8–16. https://doi.org/10.1016/j.whi.2018.10.006

Harvey ME, Pattison HM (2012) Being there: A qualitative interview study with fathers present during the resuscitation of their baby at delivery. Archives of Disease in Childhood. Fetal and Neonatal Edition 97(6), F439–443. https://doi.org/10.1136/archdischild-2011-301482

Heyne C-S, Kazmierczak M, Souday R, Horesh D, Lambregtse-van den Berg M, Weigl T, Horsch A, Oosterman M, Dikmen-Yildiz P, Garthus-Niegel S (2022) Prevalence and risk factors of birth-related posttraumatic stress among parents: A comparative systematic review and meta-analysis. Clin Psychol Rev 94:102157. https://doi.org/10.1016/j.cpr.2022.102157

Hinton L, Locock L, Knight M (2014) Partner experiences of «near-miss» events in pregnancy and childbirth in the UK: a qualitative study. PLoS ONE 9(4):e91735. https://doi.org/10.1371/journal.pone.0091735

Johansson M, Rubertsson C, Rådestad I, Hildingsson I (2012) Childbirth – An emotionally demanding experience for fathers. Sexual & Reproductive Healthcare : Official Journal of the Swedish Association of Midwives 3(1):11–20. https://doi.org/10.1016/j.srhc.2011.12.003

Klittmark S, Malmquist A, Karlsson G, Ulfsdotter A, Grundström H, Nieminen K (2023) When complications arise during birth: LBTQ people's experiences of care. Midwifery 121:103649. https://doi.org/10.1016/j.midw.2023.103649

Lindberg B, Axelsson K, Ohrling K (2007) The birth of premature infants: Experiences from the fathers' perspective. J Neonatal Nurs 13:142–149. https://doi.org/10.1016/j.jnn.2007.05.004

Malmquist A, Nieminen K (2021) Negotiating who gives birth and the influence of fear of childbirth: Lesbians, bisexual women and transgender people in parenting relationships. Women and Birth : Journal of the Australian College of Midwives 34(3):e271–e278. https://doi.org/10.1016/j.wombi.2020.04.005

Nicholls K, Ayers S (2007) Childbirth-related post-traumatic stress disorder in couples: A qualitative study. Br J Health Psychol 12(Pt 4):491–509. https://doi.org/10.1348/135910706X120627

O'Connell MA, Leahy-Warren P, Khashan AS, Kenny LC, O'Neill SM (2017) Worldwide prevalence of tocophobia in pregnant women: Systematic review and meta-analysis. Acta Obstet Gynecol Scand 96(8):907–920. https://doi.org/10.1111/aogs.13138

Paulson JF, Bazemore SD (2010) Prenatal and postpartum depression in fathers and its association with maternal depression: A meta-analysis. JAMA 303(19):1961–1969. https://doi.org/10.1001/jama.2010.605

Philpott LF, Savage E, FitzGerald S, Leahy-Warren P (2019) Anxiety in fathers in the perinatal period: A systematic review. Midwifery 76:54–101. https://doi.org/10.1016/j.midw.2019.05.013

Plantin L, Olukoya AA, Ny P (2011) Positive health outcomes of fathers' involvment in pregnancy and childbirth paternal support: A scope study literature review. Fathering: A Journal of Theory, Research, and Practice about Men as Fathers, 9(1): 87–102. https://doi.org/10.3149/fth.0901.87

Snowdon C, Elbourne D, Forsey M, Alfirevic Z (2012) Information-hungry and disempowered: A qualitative study of women and their partners' experiences of severe postpartum haemorrhage. Midwifery 28(6):791–799. https://doi.org/10.1016/j.midw.2011.12.012

Spittlehouse JK, Boden JM, Horwood LJ (2020) Sexual orientation and mental health over the life course in a birth cohort. Psychol Med 50(8):1348–1355. https://doi.org/10.1017/S0033291719001284

Steen M, Downe S, Bamford N, Edozien L (2012) Not-patient and not-visitor: A metasynthesis fathers' encounters with pregnancy, birth and maternity care. Midwifery 28(4):362–371. https://doi.org/10.1016/j.midw.2011.06.009

Weigl T, Beck-Hiestermann FML, Stenzel NM, Benson S, Schedlowski M, Garthus-Niegel S (2021) Assessment of childbirth-related PTSD: Psychometric properties of the German version of the City Birth Trauma Scale. Front Psych 12:731537. https://doi.org/10.3389/fpsyt.2021.731537

Wöckel A, Schfer E, Beggel A (2007) Getting ready for birth: Impending fatherhood. British Journal of Midwifery, *15*, 344–348. https://doi.org/10.12968/bjom.2007.15.6.23673

5

Folgen für Betroffene

Inhaltsverzeichnis

> Die Folgen einer traumatisch erlebten Geburt sind vielseitig und reichen von einzelnen schwer zu verarbeitenden emotionalen Zuständen wie Versagensgefühlen, Schuld und Scham bis hin zu ausgereiften psychischen Störungsbildern – den sogenannten Traumafolgestörungen. In diesem Kapitel stellen wir die häufigsten psychischen Störungen, die nach einer traumatisch erlebten Geburt auftreten können, vor.

5.1   Psychische Folgen – Vom Symptom zum Störungsbild

Menschen reagieren unterschiedlich auf Stress, Schmerzen und Situationen, die die eigenen Bewältigungsressourcen überfordern. Durch vergangene Erfahrungen entwickeln wir im Lauf unseres Lebens individuelle Glaubenssätze, die auch während der Geburt aktiviert werden. Zudem lernen wir in schwierigen Situationen individuelle Verhaltensmuster, wie zum Beispiel die Zähne zusammenbeissen und durchzuhalten. Darauf basierend können die psychischen Folgen einer traumatisch erlebten Geburt unterschiedlich ausfallen. Diese Vielfältigkeit der möglichen psychischen Folgen zeigt sich unter anderem darin, welche Symptome du nach deiner traumatisch erlebten Geburt entwickelst, wie stark diese ausgeprägt sind, wie lange sie andauern und wie sehr du in deinem Alltag dadurch eingeschränkt bist. Nicht jedes psychische Symptom bedeutet in diesem Zusammenhang gleich, dass du an einer diagnostizierbaren psychischen Störung leidest. Auf emotionaler Ebene berichten viele Betroffene von Scham- und Schuldgefühlen, die aufkommen, wenn der Geburtsverlauf anders ablief als erwartet oder das eigene Verhalten oder Empfinden während der Geburt von Erwartungen und Wünschen abwich. Ebenso kann als Reaktion häufiges Grübeln über die Geburt auftreten und vorhandene Ängste, Zweifel oder Versagensgefühle in Zusammenhang mit der Geburt zusätzlich verstärken. Diese typischen Reaktionen auf eine traumatisch erlebte Geburt stellen allein noch keine psychische Störung dar, können jedoch die Entwicklung eines psychischen Störungsbildes begünstigen (Lammers 2020).

> Scham- und Schuldgefühle, quälendes Grübeln oder Selbstvorwürfe, Ängste oder Zweifel sowie Versagensgefühle sind häufige Folgen einer traumatisch erlebten Geburt.

Vielleicht stellst du dir die Frage, ob deine Symptome die Kriterien einer psychischen Störung erfüllen? Diese Einschätzung ist mitunter gar nicht so einfach. Traumatische Ereignisse können weit mehr als nur eine mögliche Traumafolgestörung hervorrufen (Ertan et al. 2021; Waller et al. 2022). Es haben sich in der psychotherapeutischen Praxis einige hilfreiche Fragen etabliert, die dir helfen können, dein Erleben und deine Symptome einzuschätzen.

Hilfreiche Fragen bei psychischer Belastung nach der Geburt

- Welche Symptome stelle ich bei mir fest?
- Wann haben die Symptome begonnen und wie lange dauern sie an?
- Sind die Symptome konstant vorhanden oder treten sie nur phasenweise auf?
- Wie stark bin ich dadurch in meinem Alltag beeinträchtigt?
- In welchen Momenten habe ich weniger Symptome?
- Was vermeide ich aufgrund meiner Symptome im Alltag?

- Welche körperlichen Auswirkungen zeigen sich?

Im Folgenden werden nun die möglichen psychischen Störungsbilder vorgestellt, die nach einer traumatisch erlebten Geburt auftreten können.

5.2 Akute Belastungsreaktion, posttraumatische Belastungsstörung und Anpassungsstörung

Als Reaktion auf eine traumatisch erlebte Geburt können zeitabhängig verschiedene Zustände mit ähnlicher Symptomatik ausgelöst werden. Die akute Belastungsreaktion tritt immer unmittelbar nach einer traumatisch erlebten Geburt auf und wird abgegrenzt von der posttraumatischen Belastungsstörung (PTBS) und der Anpassungsstörung, die sich innerhalb der ersten sechs Monate nach einem Trauma ausbilden, über mehrere Wochen andauern und meist zu einem erheblichen Leidensdruck führen (Lühr et al. 2024).

Die akute Belastungsreaktion

Zeitnah nach einer traumatisch erlebten Geburt kann es sein, dass du dich in einer Art Schockzustand wiederfindest: Du bist alarmiert, hellwach, desorientiert, spürst nichts und weißt nicht mehr, was genau geschah. Dieser Zustand kann von einigen Stunden über wenige Tage bis maximal vier Wochen andauern. Nach der anfänglich verspürten Betäubung können abwechselnd zusätzlich Gefühle wie Angst, Niedergeschlagenheit, vermehrte Gereiztheit oder Verzweiflung auftreten.

Praxisbeispiel

An die ersten Stunden und Tage nach der Geburt konnte sich Livia nicht mehr wirklich erinnern – es war, als läge diese Zeit unter einer dicken Nebelschicht. Betrachtete sie Fotos aus der Zeit in der Geburtsklinik, kam es ihr vor, als sähe sie darauf eine fremde Frau. In den darauffolgenden Tagen, als sie mit ihrer Tochter bereits zu Hause war, begann sich dieser Nebel allmählich zu lichten. Doch was folgte, waren diffuse Ängste, Selbstzweifel und eine tiefe Traurigkeit. Die Suche nach einer Erklärung ließ sie nicht los, und ihre Gedanken kreisten um Schuldgefühle – darüber, die Geburt nicht so erlebt zu haben, wie sie es sich zuvor erhofft hatte, und wie ihre Tochter per Notkaiserschnitt zur Welt gekommen war. Anfänglich glaubte sie, dieser Zustand würde nie enden. Nach etwa drei Wochen spürte sie hingegen deutlich, dass sie die Geburtserfahrung gelassener annehmen konnte und sich auch im Alltag ausgeglichener und stabiler fühlte. Von da an ging es bergauf.

Die akute Belastungsreaktion wird zwar in den internationalen Klassifikationssystemen von psychischen Störungen aufgeführt, gilt jedoch als normale Reaktion auf eine akute Belastung und klingt in der Regel von allein innerhalb weniger Tage nach dem Trauma ab. Gerade einzelne Gefühle von Ängstlichkeit oder starkes Grübeln können jedoch durchaus länger anhalten und verblassen nach ungefähr vier Wochen (Morina et al. 2014).

> Eine akute Belastungsreaktion tritt unmittelbar nach einer traumatisch erlebten Geburt ein und dauert einige Tage bis maximal vier Wochen.

Posttraumatische Belastungsstörung und Anpassungsstörung

Liegst du nachts oft wach aufgrund von Albträumen, in denen du deine Geburt immer und immer wieder erlebst? Überkommen dich lebhafte Erinnerungen an deine Geburt oft blitzartig oder siehst du Sequenzen deiner Geburt vor deinem inneren Auge? Deine Geburt ist schon einige Wochen her und du kannst nicht aufhören, darüber nachzudenken, und grübelst oft? Bist du manchmal ohne ersichtlichen Grund nervös und gereizt? Dann leidest du möglicherweise an Symptomen einer PTBS.

Praxisbeispiel

Im Alter von sechs Jahren musste Stella ihre Mandeln aufgrund wiederkehrender Mandelentzündungen operativ entfernen lassen. Zu diesem Zeitpunkt waren ihre Eltern frisch getrennt und sehr mit sich selbst beschäftigt. Nach dem operativen Eingriff litt sie an ausgeprägten Schmerzen. Am Folgetag begann sie plötzlich unaufhörlich aus dem Mund zu bluten, was sie sehr erschreckte. Weiter konnte sie sich nicht mehr erinnern, aber laut den Erzählungen sei es aufgrund der unstillbaren Blutungen zu einer Notoperation gekommen. Stella litt im Anschluss jahrelang an Flashbacks und ausgeprägten Schlafstörungen. Ein Krankenhaus hatte sie aus Angst seitdem nie mehr betreten. Rückblickend erinnerte sich Stella an unkontrollierbare Schmerzen und das Gefühl, hilflos im Klinikzimmer zu liegen. Viele Jahre später, vor der bevorstehenden Geburt ihres ersten Sohnes, war ihr von Beginn an klar, dass sie aus Sicherheitsüberlegungen im Krankenhaus gebären wollte. In einer Psychotherapie hatte sich Stella daher im Vorfeld ihrer Krankenhausphobie gestellt und Techniken im Umgang damit erlernt. Wenige Tage vor dem errechneten Geburtstermin wurde es Stella im Badezimmer plötzlich übel und sie wurde ohnmächtig. Kurz darauf fuhren Stella und ihr Partner sofort in die Geburtsklinik, um abzuklären, was mit ihr nicht stimmte. Zusätzlich entwickelte sie zunehmende

Bauchschmerzen. Die Untersuchungen ergaben alarmierende Leberwerte im Blut. Für sie überraschend, trat von einem Moment auf den anderen ein Ärzteteam in das Untersuchungszimmer und teilte ihr mit, dass ihr Sohn in den nächsten Minuten via Notkaiserschnitt entbunden werden müsse, da sie an einer Präeklampsie leide. Stella konnte diese Information gar nicht richtig begreifen, es schien ihr alles so unreal, wie in einem Film. Worte des anwesenden Pflegepersonals nahm sie wahr, als würden diese weit weg stehen. Die wenigen Minuten, in denen sie für die Vollnarkose vorbereitet wurde, kamen ihr vor wie eine Ewigkeit. Es schien, als ob nur noch eine äußere Hülle von ihr anwesend war. Von der anschließenden Entbindung bekam sie aufgrund der Vollnarkose nichts mit. Als Stella aufwachte, befand sie sich allein in einem Raum – ohne Baby. Ihr Sohn war für mehrere Tage auf die Neonatologie-Station gebracht worden. Acht Wochen nach der Geburt fühlte sich Stella vom Alltag als Mutter überfordert. Sie grübelte viel über die Geschehnisse und fragte sich immer wieder, ob sie nicht früher hätte merken sollen, dass etwas mit ihr nicht stimmte. Hätte sie diesen Verlauf verhindern können? Sie war ungewohnt schreckhaft und erfuhr eine starke belastende körperliche Anspannung. Jederzeit erwartete sie eine neue Katastrophe und litt an Ängsten, ihrem Sohn könnte etwas Schlimmes zustoßen. Immer wieder traten Bilder vor ihrem inneren Auge auf, in denen sie sich hilflos und weinend auf dem Klinikbett liegend sah. Nachts konnte sie nicht schlafen, selbst wenn ihr Sohn schlief. Ihre Stimmung wurde launischer, was zu Konflikten mit ihrem Partner führte. Sie war oft wütend und fühlte sich um eine erfüllende Geburtserfahrung betrogen. Diese Gefühle erinnerten sie an ihre frühe Krankenhauserfahrung als sechsjähriges Mädchen. Manchmal träumte sie auch wieder von den Ereignissen ihrer Mandeloperation. Nachts wachte sie unter Angst mehrfach in der Woche schweißgebadet auf. Rational war ihr bewusst, dass sich weder ihr Sohn noch sie in Gefahr befanden, aber ihre Gefühle signalisierten das Gegenteil.

Die PTBS ist eine psychische Störung, die bekannt wurde aus den Berichten von Kriegsveteranen oder Überlebenden nach Naturkatastrophen, schwerwiegenden Unfällen oder sonstigen Katastrophen. Die Diagnose der PTBS darf in Abgrenzung zur beschriebenen akuten Belastungsreaktion frühestens vier Wochen nach einer traumatisch erlebten Geburt diagnostiziert werden. Typischerweise beginnen die Symptome innerhalb von sechs Monaten nach einer traumatisch erlebten Geburt und halten über mehrere Wochen an (Lühr et al. 2024). In seltenen Fällen können die Symptome jedoch auch zeitlich verzögert aufkommen (Ayers und Sawyer 2019). In der folgenden Liste findest du eine Auswahl an Symptomen, auf die du achten kannst.

Typische Symptome einer geburtsbezogenen PTBS

- Wiedererleben der Geburt anhand von bildhaften Vorstellungen, sogenannten Flashbacks (plötzlich und unkontrolliert einschießende, lebendige Erinnerungen an die Geburt)
- Überdauerndes Gefühl der Bedrohung

- Niedergeschlagenheit, Depressivität, erhöhte Wachsamkeit, Schreckhaftigkeit, Ängstlichkeit oder Reizbarkeit
- Schwierigkeiten, sich an Einzelheiten der Geburt zu erinnern
- Konzentrationsstörungen im Alltag
- Körperliche Begleitsymptome wie Schlafstörungen, erhöhte Muskelanspannung und innere Unruhe
- Vermeidung von Reizen und Situationen, die mit der Geburt zusammenhängen
- Gefühl, verändert zu sein
- Rückzug aus sozialen Beziehungen

Symptome des Wiedererlebens der Geburt werden meist ausgelöst durch Reize, wie zum Beispiel einen Duft, bestimmte Personen oder Orte, Aussagen oder Geräusche, die dich an deine Geburt erinnern. Wenn du an einer PTBS leidest, werden dadurch auch andere Lebensbereiche wie etwa deine Beziehungen zu Familienmitgliedern und Freund:innen beeinträchtigt. Vielleicht fühlst du dich nicht mehr wie du selbst, bist empfindlicher und meidest deshalb den Kontakt zu anderen. Oder du bist im Alltag aufgrund von Ein- und Durchschlafstörungen nicht mehr belastbar, kannst dich schlechter konzentrieren und reagierst gereizt. Du erschrickst wegen Kleinigkeiten und hast das überdauernde Gefühl, unter Strom zu stehen. Wenn andere dich nach deiner Geburt fragen, würdest du dieser Frage am liebsten aus dem Weg gehen und antwortest nur oberflächlich. Wie du siehst, hat die PTBS ganz unterschiedliche Auswirkungen. Vielleicht erlebst du jedoch nur einen Teil dieser beschriebenen Gefühle oder Beeinträchtigungen. Es kann gut sein, dass du einzelne Symptome bei dir feststellst und deinen Alltag mit Baby trotzdem gut meistern kannst. Oder du leidest zwar an wiederkehrenden Bildern der Geburt, grübelst viel darüber, vermeidest es aber nicht, über die Geburt zu sprechen, und spürst, dass dir das sogar guttut. Ist dies der Fall, sprechen Psychotherapeut:innen von einer Teilsymptomatik einer PTBS; als Diagnose wird hier die Anpassungsstörung vergeben, da nicht alle Kriterien einer PTBS vorliegen. Ob es bei dir zur Ausbildung einer PTBS gekommen ist, hängt von vielen Faktoren ab, zum Beispiel wie frühere Phasen mit psychischer Belastung oder vorherige Traumata in deiner Biografie verlaufen sind.

Eine PTBS tritt meist innerhalb von sechs Monaten nach einem Trauma auf und darf frühestens vier Wochen nach einer traumatisch erlebten Geburt diagnostiziert werden. Häufiger als das Vollbild einer PTBS ist eine Teilsymptomatik, die ebenso Belastung auslöst und zur Diagnose einer Anpassungsstörung führt.

5.3 Postpartale Depression

Nach einer traumatisch erlebten Geburt ist auch das Risiko für die Entwicklung einer Depression erhöht (Chen et al. 2022; Dekel et al. 2024) und nicht selten leiden Frauen sowohl an einer PTBS als auch an einer postpartalen Depression (Dekel et al. 2020). Depressive Reaktionen, die innerhalb eines Jahres nach der Geburt auftreten, werden als postpartale Depression bezeichnet, um den Zusammenhang zur Geburt und zum Übergang in die Elternschaft hervorzuheben (Riecher-Rössler und Wimmer-Puchinger 2006). Der Begriff *depressiv* wird heutzutage nicht mehr nur als psychiatrische Diagnose, sondern auch umgangssprachlich verwendet, was die persönliche Einschätzung und den differenzierten Ausdruck der eigenen Stimmungslage weiter erschwert (Dorn und Rohde 2021). Dies gilt erst recht für die Zeit nach einer Geburt, in der die meisten Mütter von vielen, teils überraschend heftigen oder auch gegensätzlichen Gefühlen überrascht werden. Gleichzeitig ist es gerade auch die Zeit, in der jungen Müttern die nötige Energie fehlt, sich ganz auf sich zu konzentrieren und zu spüren, was sie genau fühlen und empfinden. Erste depressive Stimmungsveränderungen beginnen oft schleichend und unbemerkt, oft gehen sie im herausfordernden Alltag mit dem Neugeborenen unter. Kommen hingegen weitere Symptome einer Depression hinzu, wie beispielsweise der Verlust von Freude oder fehlender Appetit, sind das mögliche Anzeichen einer postpartalen Depression. Die Diagnose postpartale Depression bedingt ein Vorliegen spezifischer Symptome, die im Minimum zwei Wochen andauern (Tolossa et al. 2020).

Typische Symptome einer postpartalen Depression

- Niedergeschlagenheit, Versagens- und Schuldgefühle
- Gefühl, als Mutter nicht gut genug zu sein
- Gereiztheit oder innere Unruhe
- Ängste, Panikattacken
- Ein- oder Durchschlafstörungen, frühes Erwachen
- Konzentrations- und Gedächtnisstörungen
- Grübeln, verlangsamtes Denken oder Denkblockaden
- Lust- und Interesselosigkeit, Antriebsminderung, Apathie
- Sozialer Rückzug
- Lebensmüde Gedanken
- Körperliche Begleitsymptome wie Druckgefühl in der Brust oder im Bauchraum, Engegefühl im Hals
- Veränderungen in Appetit und Gewicht

Wie du vielleicht erkannt hast, gibt es überlappende Symptome einer postpartalen Depression und einer posttraumatischen Belastungsstörung. Diese können zum Beispiel vorhandene Schuld- oder Versagensgefühle, Traurigkeit und Schlafstörungen sein (Dekel et al. 2024). Im Vordergrund der postpartalen Depression steht davon abgrenzend ein überdauerndes Stimmungstief.

Praxisbeispiel

Nach der Geburt hatte Martina das Gefühl, nicht mehr die Alte zu sein. Sie fühlte sich verändert, als wäre ihr etwas genommen worden. Ihr neuer Alltag als Mutter begann, und sie funktionierte darin – doch emotional überkam sie eine Schwere, die sie zuvor nicht gekannt hatte. Diese Schwere verlangsamte ihr Denken, machte selbst kleinste Handlungen anstrengend und führte dazu, dass sie sich am liebsten nur noch in ihr Bett zurückgezogen hätte. Es fühlte sich an, als trüge sie einen zentnerschweren, unsichtbaren Mantel, der sie unaufhörlich nach unten zog. Manchmal war es ihr sogar zu viel, zu duschen oder zu essen. Statt des ersehnten Mutterglücks empfand sie eine innere Leere.

5.4 Angststörungen

Unsicherheiten und Sorgen um das Wohl des Babys sind Gefühle, die unweigerlich mit der Übernahme der Elternrolle verbunden sind. «Trinkt mein Baby genug? Hat es ausreichend warm? Schläft es genug? Ist es normal, dass …?» Vielleicht sind dir all diese Fragen bekannt und auch du stellst dir zahlreiche Fragen im Alltag mit deinem Baby, weil du dich unsicher oder ängstlich fühlst, gerade wenn du zum ersten Mal Mutter geworden bist. Bewusst oder unbewusst kann sich dahinter auch die Frage «Bin ich eine gute Mutter?» verbergen. Nach einer traumatisch erlebten Geburt kommt dieser Frage eine besondere Bedeutung zu. Einerseits kann es sein, dass du dich weiterhin bedroht und in Angst versetzt fühlst, auch wenn die Geburt schon hinter dir liegt. Als hätten dein Gehirn und Körper nicht realisiert, dass für dich und dein Baby keine Gefahr mehr besteht. Andererseits kann es sein, dass die Geschehnisse während der Geburt dir aufgezeigt haben, was alles Schlimmes passieren kann, und du dir jetzt umso stärkere Sorgen um dein Baby machst und dich sehr bemühst, alles richtig zu machen. Ängste können sich auf viele Arten zeigen, manchmal auch durch körperliche Symptome wie Herzrasen, Schwindel oder ein Engegefühl in der Brust. In der psychotherapeutischen Diagnostik werden mehrere voneinander abgrenzbare Angststörungen klassifiziert (Hagena und Gebauer 2014).

Angststörungen im Überblick

- *Generalisierte Ängste:* Starke und übermäßige Angst und anhaltende Sorgen bezüglich vieler verschiedener Alltagsbereiche (Sicherheit und Gesundheit von Familienangehörigen, finanzielle oder berufliche Situation)
- *Panikstörung:* Wiederholte Attacken starker Angst, verbunden mit vielen körperlichen Begleitsymptomen (Herzrasen, Zittern, Schwindel, Enge in der Brust, Kloß im Hals usw.)
- *Agoraphobie:* Ängste vor bestimmten Situationen oder Orten, aus denen eine Flucht nur schwer möglich wäre (Einkaufszentren, Bahnhof, öffentliche Verkehrsmittel, große Menschenmengen etc.)
- *Soziale Ängste:* Angst vor der Bewertung durch andere; Angst, im Mittelpunkt der Aufmerksamkeit zu stehen; Angst, negativ aufzufallen
- *Spezifische Phobien:* Angst vor bestimmten Objekten oder Situationen, zum Beispiel Angst vor Blut, Spritzen, Angst vor Ärzten oder Spitälern, Angst vor der Geburt

Im Kern geht es bei allen Angststörungen um ein spezifisches Erleben von Angst, sei dies, dass Angst überdauernd vorhanden ist oder episodenhaft auftritt wie beispielsweise bei der Panikstörung. Ängste gehen mit einer Reihe von körperlichen Begleiterscheinungen und spezifischen Angstgedanken («Was wäre, wenn …») einher und führen meistens dazu, dass die Situationen oder Objekte, die in Zusammenhang mit der Angst stehen, vermieden werden. Angst als Emotion erleben die meisten Menschen als sehr aversiv und unangenehm. Deswegen setzen wir Strategien ein, mit denen wir versuchen, die Angst eigenständig zu bewältigen oder zu kontrollieren. Das Problem an diesen selbst gewählten Bewältigungsmechanismen ist jedoch häufig, dass sich die Ängste damit nur temporär beruhigen lassen und mittelfristig dadurch aufrechterhalten und schlimmer werden. Zu den wohl geläufigsten Bewältigungsstrategien gehören das schon erwähnte Vermeidungsverhalten sowie der soziale Rückzug (Hagena und Gebauer 2014). Es gibt dabei zahlreiche Möglichkeiten, wie auslösende Situationen, Personen oder Orte gemieden werden können, und oft entsteht dadurch bei der betroffenen Mutter und den nächsten Familienangehörigen ein erheblicher zusätzlicher Leidensdruck. Ängste neigen zur Ausdehnung auf weitere Situationen, wenn ihnen nichts entgegengehalten wird. Vermeidung und soziale Isolation verhindern, dass ein Ausgleich durch Kontakte mit anderen Menschen stattfinden kann. Insbesondere in der Zeit nach einer Geburt, wo Mütter zeitweise ganz ins häusliche Umfeld wechseln, können Kontakte mit anderen Menschen unterstützend und ermutigend wirken (Mathur 2022). Je isolierter und zurückgezogener eine Mutter ihren Alltag bestreitet, umso mehr Raum kann ihre Angst einnehmen.

Praxisbeispiel

Kathrin, welche in Kap. 3 vorgestellt wurde, überkamen die Ängste wellenförmig. Während einer Panikattacke litt sie unter Atemnot, Herzrasen und starkem Zittern am ganzen Körper. Oft hatte sie das Gefühl, jeden Moment ohnmächtig zu werden. Statt einer erhofften Besserung im Laufe der Zeit traten die Panikattacken immer häufiger auf – besonders in Situationen, in denen sie mit ihrem Sohn allein war und er schrie oder weinte. Kathrin wurde dadurch stark verunsichert, entwickelte zunehmend mehr Ängste und traute sich als Mutter immer weniger zu. Sie organisierte sich daher Unterstützung im Alltag, sodass sie kaum noch Zeit allein mit ihrem Sohn verbrachte. Dennoch besserte sich ihr psychischer Zustand nicht, im Gegenteil, sie entwickelte eine Angst vor ihren Panikattacken und zog sich immer mehr zurück. Kathrin trat drei Monaten nach der Geburt in eine Mutter-Kind-Klinik ein.

Nebst Vermeidung gibt es eine Reihe von anderen typischen Bewältigungsmechanismen, die bei Müttern häufig zu beobachten sind. Gerade weil Mütter stark mit dem gesellschaftlichen Bild der *perfekten Mutter* konfrontiert sind, gehört das Aufsetzen einer «Ich habe alles im Griff»-Maske zu den beliebtesten Bewältigungsstrategien (Mathur 2022). In gewissen Situationen erscheint dies sinnvoll. Die eigene Verletzlichkeit nach außen zu tragen, ist nicht in jeder Situation und zu jedem Zeitpunkt angemessen. Wird das Aufsetzen der Maske hingegen zu einem dauerhaften Schutzmechanismus, führt auch diese Strategie zur Isolation und verhindert, tatsächliche Hilfe und Unterstützung zu erhalten. Ein weiterer Bewältigungsmechanismus, um die eigenen Ängste weniger zu spüren, ist, sich zu beschäftigen, sich als Mutter keine Ruhe zu gönnen – also Geschäftigkeit als eine Art Vermeidung der eigenen Gefühle (Mathur 2022). Der Alltag von Müttern fördert diesen Bewältigungsmechanismus auf mehrfache Weise, denn es ist unheimlich leicht, von einer Aktivität zur nächsten, von einem Termin zum nächsten zu hetzen und dazwischen noch schnell die Hausarbeit zu erledigen – und das alles ohne Pause. Vielleicht erkennst du dich darin, vielleicht bist auch du lieber beschäftigt, als zur Ruhe zu kommen, aus Angst vor der Angst. Vielleicht befürchtest du, in Ruhe würde die Angst dich völlig einnehmen und es gäbe dann keinen Ausweg mehr aus deiner Angst.

5.5   Zwangsstörungen

Beim Begriff Zwangsstörungen denken die meisten von uns an Personen, die übertrieben oft ihre Hände waschen, die übermäßig gründlich ihre Wohnung reinigen oder beim Verlassen ihrer Wohnung mehrfach kontrollieren, ob Fenster und Haustüre auch wirklich geschlossen sind. Mit der Geburt und erst recht nicht mit einer traumatisch erlebten Geburt werden Zwangsstörungen hingegen nur wenig in Zusammenhang gebracht – zu Unrecht (Forster und Häne 2026). Zwangsstörungen haben oftmals die Funktion, im Leben die Kontrolle zurückgewinnen oder erhalten zu wollen, wenn auch auf eine suboptimale Weise. Eine traumatisch erlebte Geburt ihrerseits geht oft mit dem Gefühl von Ausgeliefertsein und Kontrollverlust einher und kann daher die Auslösung von Zwangsstörungen begünstigen. Zwangsstörungen bestehen aus zwei Symptomgruppen: Zwangsgedanken beinhalten Befürchtungen rund um eine mögliche Bedrohung oder einen möglichen Kontrollverlust. Zwangshandlungen sind wiederholt und oft ritualisiert ausgeführte Handlungen, zu denen sich die Betroffenen gedrängt fühlen (Fricke 2016). Zwangsgedanken und die dazugehörigen Befürchtungen sind Auslöser für starke innere Unruhe und gehen mit ausgeprägten Ängsten einher. Beispiele dafür sind Befürchtungen, das eigene Kind zu vergiften oder ihm aufgrund von Kontakt mit Schadstoffen, Gift, Bakterien und Krankheitserregern oder dem Verzehr von verunreinigten Nahrungsmitteln zu schaden. Betroffene entwickeln die Überzeugung, eine Gefahr abwenden zu müssen, und üben daraufhin immer wieder Zwangshandlungen aus, zu denen sie sich gedrängt fühlen (Fricke 2016). Beispiele dafür können zwanghaftes Putzen, Reinigen oder Kontrollieren sein («Ist die Babyflasche auch nicht mit dem Waschmittel in Berührung gekommen?»). Durch die Ausführung solcher Zwangshandlungen wird ein Gefühl von Kontrolle vermittelt. Diese Form von Zwangshandlungen ist von außen sichtbar und fällt in der Regel den engsten Bezugspersonen auf.

Typische Symptome einer postpartalen Zwangsstörung

- Zwangsgedanken:
  - Befürchtungen, dem Baby könnte etwas zustoßen
  - Übermäßige Sorgen über Keime und Krankheiten
  - Angst, Fehler zu machen und dem Baby dadurch zu schaden
  - Befürchtungen, dem Kind Schaden zuzufügen, es zu verletzen
- Zwangshandlungen:
  - Kontrollieren, ob das Baby atmet

– Übermäßiges Reinigen von Spielsachen und übertriebenes Sterilisieren von Trinkflaschen
– Exzessives Rückversichern bei anderen, ob es dem Baby gut geht
– Vermeidung von Situationen (zum Beispiel mit dem Baby allein sein, es baden, die Windeln wechseln)

Spezifische Unterformen der Zwangsstörung, nämlich die aggressiven oder sexuellen Zwangsgedanken, sind hingegen oft nicht mit sichtbaren Zwangshandlungen verbunden. Dazu zählen Gedanken und Befürchtungen, dem eigenen Kind etwas gewaltsam anzutun. Beispiele dafür sind Gedanken, das eigene Kind zu erstechen, es mit einem Kissen zu ersticken, in der Badewanne zu ertränken oder aus dem Fenster zu werfen. An dieser Stelle ist es wichtig zu betonen, dass es sich bei Betroffenen einer Zwangsstörung nicht um gefährliche Menschen handelt. Es handelt sich dabei lediglich um Zwangsgedanken, die mit keiner realen Gefahr für das Baby verbunden sind (Fairbrother et al. 2022; Hudepohl et al. 2022).

Praxisbeispiel

Alles begann in einer der vielen Nächte nach der Geburt, in denen Luisa ihren Sohn stillte. Im dunklen Zimmer, mit dem Kind im Arm, kamen ihr zum ersten Mal seltsame Gedanken. Gedanken wie: «Was, wenn ich schädliche Nahrungsmittel gegessen habe und diese Verunreinigungen meinem Sohn über die Muttermilch schaden könnten?» Der bloße Gedanke, ihrem Kind unabsichtlich Schaden zuzufügen, versetzte sie regelmäßig in große Angst und raubte ihr den Schlaf. In der Folge begann sie, ihr Essen immer vorsichtiger zuzubereiten: Sie wusch Früchte und Salate übermäßig gründlich, trug beim Kochen Handschuhe und aß zunehmend weniger – zu viele Lebensmittel erschienen ihr bedrohlich. Der Wunsch, ihren Sohn unter keinen Umständen zu gefährden, bestimmte zunehmend ihren Alltag. Nach einer gewissen Zeit litt Luisa zusätzlich an sich aufdrängenden inneren Bildern, die zeigten, wie sie ihren Sohn mit einem Messer erstechen könnte. In Panik räumte sie fortan alle Messer in der Küche in ein hoch gelegenes Fach im Küchenschrank, um sicherzustellen, dass sie ihrem Sohn nichts antun könnte.

Aufgrund des belastenden Inhalts sind Zwangsgedanken nach einer Geburt nach wie vor sehr schambehaftet und betroffene Mütter zögern, sich anderen anzuvertrauen (Forster und Häne 2026). Eine weitere Unterform der Zwangsstörung ist der Grübelzwang, der sich oft unbemerkt bei Müttern festigt. Beim Grübelzwang handelt es sich, wie der Name sagt, um ein übermäßiges Grübeln, wobei die Betroffenen den Eindruck haben, dieses

Grübeln nicht beenden zu können. Inhaltlich kann sich zwanghaftes Grübeln um Themen der Vergangenheit oder in Bezug auf die Zukunft drehen. Betroffene grübeln beispielsweise stunden- und tagelang über einzelne Aspekte der Geburt, gehen ihre Geburt immer und immer wieder mental durch und fragen sich, was sie falsch gemacht haben oder wie die traumatisch erlebte Geburt hätte verhindert werden können. Das Grübeln wird als quälend erlebt. Sehr häufig stellt sich nach einer traumatisch erlebten Geburt ein Grübelzwang ein, der sich auf die Zukunft des eigenen Kindes bezieht.

Praxisbeispiel

Sarah erlebte die Geburt als traumatisch. Nur 17 Minuten nachdem sich die Herztöne ihres Sohnes während der Geburt verschlechtert hatten, wurde er per Notkaiserschnitt geboren. Erst in den Stunden nach der Geburt wurde ihr bewusst, dass ihr Sohn hätte sterben können. Diese Erkenntnis erschütterte sie zutiefst. Fortan hatte sie nur noch einen Gedanken im Kopf: «Mein Sohn darf nicht sterben, ich muss ihn beschützen.» Sie war schon immer eher vorsichtig gewesen, diese Eigenschaft hatte sich nach der Geburt noch verstärkt. Es kam der Tag, an dem sie im Wartezimmer ihres Kinderarztes eine Broschüre durchblätterte, in der präventive Maßnahmen beschrieben wurden, um den plötzlichen Kindstod zu verhindern. Auf dem Weg nach Hause konnte sie nicht mehr aufhören, über den plötzlichen Kindstod nachzudenken und fragte sich, ob sie alles richtig mache, um dieses schlimme Ereignis verhindern zu können. Sie entwickelte eine starke gedankliche Fixierung auf das Thema plötzlicher Kindstod und ergriff zu Hause strenge Maßnahmen, um einem möglichen Risiko vorzubeugen. So packte und verschloss sie alle getragenen Kleidungsstücke in Tüten, da beispielsweise mögliche Restpartikel von Zigarettenrauch ihrem Sohn schaden könnten. Bevor ihr Sohn einschlafen konnte, führte sie über längere Zeit hinweg festgelegte Lüftungsrituale durch und überprüfte während der Nacht in regelmäßigen Abständen von jeweils etwa 30 Minuten, ob er noch lebte. Für ihren Partner waren die Maßnahmen zum Schutz vor dem plötzlichen Kindstod zunehmend schwer nachvollziehbar. In ihrem Denken war das Thema allgegenwärtig, und das ständige Grübeln darüber wurde zeitweise so belastend, dass sie selbst nicht mehr weiter wusste und sich Hilfe bei einer Psychotherapeutin suchte.

Den meisten Betroffenen ist lange Zeit gar nicht bewusst, dass es sich bei ihrem Grübeln oder bei den gehegten Befürchtungen um eine Zwangsstörung handelt, da es ein Störungsbild ist, das in der Gesellschaft nur wenig bekannt ist. Die Sorge darüber, wie andere Menschen, insbesondere Fachpersonen, auf derartige Gedanken reagieren könnten, hält viele betroffene Mütter davon ab, sich jemandem anzuvertrauen.

Das Wichtigste in Kürze

Psychische Folgen einer traumatisch erlebten Geburt können in unterschiedlichem Ausmaß auftreten. Sie reichen von belastenden Gefühlen wie Schuld und Scham bis hin zu ausgereiften psychischen Störungsbildern. Die wichtigsten psychischen Störungsbilder sind die PTBS, die Anpassungsstörung, die postpartale Depression sowie postpartale Angst- und Zwangsstörungen.

Literatur

Ayers S, Sawyer A (2019) The impact of birth on women's health and wellbeing. In O. Taubman–Ben-Ari (Hrsg.), Pathways and barriers to parenthood (S. 199–218). Springer. https://www.springer.com/gp/book/9783030248635

Chen Y, Ismail F, Xiong Z, Li M, Chen I, Wen SW, Xie R (2022) Association between perceived birth trauma and postpartum depression: A prospective cohort study in China. Int J Gynecol Obstet 157(3):598–603. https://doi.org/10.1002/ijgo.13845

Dekel S, Ein-Dor T, Dishy GA, Mayopoulos PA (2020) Beyond postpartum depression: Posttraumatic stress-depressive response following childbirth. Archives of Women's Mental Health 23(4):557–564. https://doi.org/10.1007/s00737-019-01006-x

Dekel S, Papadakis JE, Quagliarini B, Pham CT, Pacheco-Barrios K, Hughes F, Jagodnik KM, Nandru R (2024) Preventing posttraumatic stress disorder following childbirth: A systematic review and meta-analysis. Am J Obstet Gynecol 230(6):610-641.e14. https://doi.org/10.1016/j.ajog.2023.12.013

Dorn A, Rohde A (2021) Krisen in der Schwangerschaft: Ein Wegweiser für schwangere Frauen und alle, die sie begleiten (1. Aufl.). W. Kohlhammer GmbH

Ertan D, Hingray C, Burlacu E, Sterlé A, El-Hage W (2021) Post-traumatic stress disorder following childbirth. BMC Psychiatry 21(1):155. https://doi.org/10.1186/s12888-021-03158-6

Fairbrother N, Collardeau F, Woody SR, Wolfe DA, Fawcett JM (2022) Postpartum thoughts of infant-related harm and obsessive-compulsive disorder: Relation to maternal physical aggression toward the infant. J Clin Psych 83(2), 21m14006. https://doi.org/10.4088/JCP.21m14006

Forster F, Häne A (2026) Psychotherapie in der Peripartalzeit. Behandlung psychischer Störungen im Übergang zur Elternschaft. (1. Aufl.). Hogrefe

Fricke S (2016) Therapie-Tools Zwangsstörungen: Mit E-Book inside und Arbeitsmaterial (Originalausgabe). Beltz

Hagena S, Gebauer M (2014) Therapie-Tools Angststörungen: Mit E-Book inside und Arbeitsmaterial (1. Aufl.). Beltz

Hudepohl N, MacLean JV, Osborne LM (2022) Perinatal obsessive-compulsive disorder: Epidemiology, phenomenology, etiology, and treatment. Curr Psychiatry
Rep 24(4):229–237. https://doi.org/10.1007/s11920-022-01333-4

Lammers M (2020) Scham und Schuld – Behandlungsmodule für den Therapieall-
tag (1. Aufl.). Schattauer

Lühr K, Zens C, Müller-Engelmann M (2024) Therapie-Tools Posttraumatische
Belastungsstörung: Mit Online-Material (2. Aufl.). Julius Beltz GmbH & Co.
KG

Mathur (2022) Wir sind stärker als die Angst: Das Anti-Sorgen-Grübel-Panik-Buch
für Mütter (S. Schäfer, Übers.; 1. Aufl.). Beltz

Morina N, Wicherts JM, Lobbrecht J, Priebe S (2014) Remission from post-
traumatic stress disorder in adults: A systematic review and meta-analysis of
long term outcome studies. Clin Psychol Rev 34(3):249–255. https://doi.
org/10.1016/j.cpr.2014.03.002

Riecher-Rössler A, Wimmer-Puchinger B (2006) Postpartale Depression: Von der
Forschung zur Praxis. Springer

Tolossa T, Fetensa G, Yilma MT, Abadiga M, Wakuma B, Besho M, Fekadu G,
Etafa W (2020) Postpartum depression and associated factors among postpartum
women in Ethiopia: A systematic review and meta-analysis, 2020. Public Health
Rev 41(1):21. https://doi.org/10.1186/s40985-020-00136-3

Waller R, Kornfield SL, White LK, Chaiyachati BH, Barzilay R, Njoroge W, Parish-
Morris J, Duncan A, Himes MM, Rodriguez Y, Seidlitz J, Riis V, Burris HH,
Gur RE, Elovitz MA (2022) Clinician-reported childbirth outcomes, patient-
reported childbirth trauma, and risk for postpartum depression. Archives of
Women's Mental Health 25(5):985–993. https://doi.org/10.1007/s00737-022-
01263-3

6

Folgen für Beziehungen

Inhaltsverzeichnis

> Der Übergang zur Elternschaft bringt Veränderungen in der Paarbeziehung mit sich. In diesem Kapitel untersuchen wir, wie sich eine traumatisch erlebte Geburt auf die Beziehung zwischen den Partnern auswirken kann und welche Möglichkeiten es gibt, die Partnerschaft in dieser herausfordernden Zeit zu stärken. Viele Mütter sorgen sich außerdem, dass eine traumatische Geburtserfahrung die Beziehung zu ihrem Baby belasten könnte. Deshalb betrachten wir auch genauer, welche Auswirkungen eine solche Geburtserfahrung auf die Mutter-Kind-Beziehung hat.

6.1   Auswirkungen auf die Partnerschaft

Der Schritt ins Elternsein ist nicht nur für das einzelne Elternteil eine große Umstellung – auch die Partnerschaft wird dabei auf die Probe gestellt. Studien zeigen, dass viele Paare in dieser Lebensphase zumindest temporär einen Rückgang ihrer Beziehungszufriedenheit erleben (Delicate et al. 2018). Das hat verschiedene Gründe: Häufig verändern sich die Rollen innerhalb der Beziehung, etwa wenn einer mehr Verantwortung für die Versorgung des Kindes übernimmt. Zusätzlich steigt das Konfliktpotenzial, wenn Stress und Erschöpfung zunehmen und die Aufgaben im Alltag nicht gerecht verteilt werden (Twenge et al. 2003).

Eine traumatisch erlebte Geburt macht den Übergang in die Elternschaft für Paare noch etwas komplexer. Mütter, die nach der Geburt Symptome einer posttraumatischen Belastungsstörung (PTBS) entwickeln, erleben ihre Beziehung qualitativ schlechter – und das auch noch zwei Jahre nach der Geburt (Garthus-Niegel et al. 2018a, b). Ebenso haben sie häufiger depressive Symptome, die sich wiederum negativ auf die Beziehungsqualität auswirken (Garthus-Niegel et al. 2018a, b; Parfitt und Ayers 2009; Reshef et al. 2023).

Forscherinnen aus London (Delicate et al. 2018; Delicate und Ayers 2023) untersuchten, wie eine traumatisch erlebte Geburt die Paarbeziehung beeinflussen kann. Die Ergebnisse dieser Studien beziehen sich auf heterosexuelle Paare. Wir gehen allerdings davon aus, dass die Befunde in anderen Beziehungskonstellationen ähnlich sind. In den erwähnten Studien berichten Paare von erhöhtem Stress in der Beziehung. Wut und Reizbarkeit sind typische Reaktionen nach einem Trauma, und oft richten sich diese negativen Gefühle auch gegen den Partner. Darüber hinaus kann das Trauma dazu führen, dass sich die Rollen innerhalb der Partnerschaft verändern. Hat eine Frau ihren Partner in den Zeiten vor der Geburt häufig emotional unterstützt, weil er eher unsicher oder ängstlich war, kann diese Unterstützung nach einer traumatisch erlebten Geburt wegfallen. Auch die Sexualität, die sich in der Zeit rund um die Geburt ohnehin verändert, ist nach einer traumatisch erlebten Geburt reduziert oder verschwindet ganz. Paare berichten zudem, dass ihre Kommunikation nach dem traumatischen Erlebnis weniger und oft auch negativer wurde. Ebenso entstehen manchmal Ängste, dass die Beziehung aufgrund der zunehmenden negativen Interaktionen scheitern könnte. Haben die Partner die Geburt unterschiedlich erlebt – meistens die Mutter als traumatisch und der Vater nicht – ist es für den Vater manchmal schwierig, die traumatisierte Partnerin hilfreich zu unterstützen. Gelegentlich entsteht bei Paaren nach einer traumatisch erlebten Geburt die Dynamik, dass der Partner auf praktische Aufgaben fokussiert und dabei vergisst, seine Partnerin emotional zu unterstützen. Dies hinterlässt bei der Partnerin den Eindruck, mit dem Erlebten allein gelassen zu werden.

Trotz all dieser Herausforderungen berichten allerdings manche Paare, dass das schwierige Ereignis sie näher zusammengebracht hat und die Beziehung insgesamt gestärkt wurde. Zudem berichten Partner auch von einer verstärkten Achtung ihrer Partnerin gegenüber, da sie eine so große Herausforderung durchgestanden hat.

Mögliche Folgen einer traumatisch erlebten Geburt auf die Paarbeziehung

- Negative Folgen
  - Erhöhter Beziehungsstress
  - Veränderung in der Beziehungsfunktionalität (ungewollter Rollenwechsel)
  - Verminderte Sexualität
  - Mehr negative Kommunikation
  - Verstärkung der ohnehin schon vorhandenen Belastung infolge des Übergangs zur Elternschaft
  - Angst vor Trennung
  - Unterschiedliche Wahrnehmung der Geburt und dadurch Schwierigkeiten, die traumatisierte Partnerin zu unterstützen
  - Aufgrund der eigenen Belastung den Partner nicht mehr so unterstützen können, wie man gerne möchte
  - Männer fokussieren sich ausschließlich auf praktische Aufgaben, wodurch Frauen sich emotional allein gelassen fühlen
- Positive Folgen
  - Stärkung der Beziehung durch gemeinsame Bewältigung eines schwierigen Ereignisses
  - Verstärkte Achtung der Partnerin gegenüber

Wenn die Beziehung vor der traumatischen Geburtserfahrung als stabil und gesund wahrgenommen wurde, stellt dies einen wichtigen Schutzfaktor dar, um die negativen Auswirkungen des Traumas auf die Partnerschaft abzumildern. Auch eine gute, offene Kommunikation erweist sich als ein entscheidender Faktor, der vielen Paaren hilft, ihre Beziehung nach der belastenden Erfahrung zu stärken.

6.2 Auswirkungen auf die Mutter-Kind-Beziehung

Viele der Mütter, die unsere psychotherapeutische Praxis aufsuchen, machen sich Sorgen, dass die traumatisch erlebte Geburt einen negativen Einfluss auf die Beziehung zu ihrem Baby haben könnte. Beim größten Teil der Frauen, nämlich bei denjenigen, die nach einer traumatisch erlebten Geburt zwar belastende Symptome haben, aber kein Vollbild einer PTBS erfüllen, wird davon ausgegangen, dass der Beziehungsaufbau zum Kind nicht erschwert ist. Dies deckt sich auch mit der Erfahrung, die wir in unserer Praxis machen.

Die Sorgen, dass sich eine traumatisch erlebte Geburt negativ auf die Beziehung zum Baby auswirkt, sind daher in aller Regel unbegründet. Allenfalls kann sich ein Beziehungsaufbau zum Kind wegen starker Symptome etwas zögerlicher gestalten. Wir machen jedoch die Erfahrung, dass der Beziehungsaufbau in den meisten Fällen komplikationslos nachgeholt werden kann, sobald es der Mutter psychisch besser geht und sie ihr Trauma weitgehend verarbeitet hat.

Dies vorweggenommen, möchten wir hier noch etwas genauer beschreiben, was die Forschung zu diesem Thema gefunden hat. Um die Mutter-Kind-Beziehung zu evaluieren, kann zum einen das Ausmaß der Freude, die die Mutter an ihrem Kind und an den elterlichen Aufgaben hat, mit herangezogen werden, beziehungsweise wie verbunden sie sich mit dem Kind fühlt. Zum anderen kann die Interaktion zwischen Mutter und Kind im Hinblick darauf beobachtet werden, wie sensitiv die Mutter auf ihr Kind reagiert. Mit Sensitivität ist gemeint, inwiefern die Mutter die Signale des Kindes wahrnimmt, wie korrekt sie diese interpretiert und wie rasch und angemessen sie auf die Signale des Kindes reagiert (Ainsworth et al. 1978).

Subjektiv wahrgenommene Beziehung zum Baby bei einer PTBS

Es gibt Hinweise darauf, dass es den 3−6 % der Mütter, die nach einer traumatisch erlebten Geburt ein Vollbild einer PTBS entwickeln, etwas schwerer fällt, eine enge und warme Beziehung zum Baby aufzubauen (Frankham et al. 2023). Die Beziehung wird etwas langsamer aufgebaut und kann sich etwas weniger intensiv anfühlen (Garthus-Niegel et al. 2018a, b; Molloy et al. 2021; Williams et al. 2016). Dies kann damit zusammenhängen, dass das körperliche Erholungsbedürfnis nach einer traumatisch erlebten Geburt größer ist und dass die Mutter ihre neue Rolle (noch) nicht so einnehmen kann, wie sie gerne möchte. Möglicherweise löst das Baby bei der Mutter auch Erinnerungen an die traumatisch erlebte Geburt aus und ruft so belastende und starke Gefühle hervor (Ayers et al. 2006; McDonald et al. 2011). Dies kann sogar dazu führen, dass Mütter zu Beginn eine Ablehnung gegenüber ihrem Baby empfinden. Manche Frauen mit einer PTBS haben den Eindruck, als Mutter nicht zu genügen, oder sind bei elterlichen Entscheidungen unsicher (Molloy et al. 2021). Auch stillen Frauen mit einer PTBS nach einer traumatisch erlebten Geburt ihre Babys etwas kürzer (Garthus-Niegel, Horsch, Ayers, et al., 2018a, b).

Depressive Symptome scheinen − im Vergleich zu klassischen PTBS-Symptomen wie Flashbacks oder Übererregung − einen etwas stärkeren Einfluss darauf zu haben, wie die Mutter die Beziehung zum Baby wahrnimmt. Zudem scheint eine PTBS, die bereits vor der Schwangerschaft vorhanden war, im Vergleich zu einer geburtsbezogenen PTBS einen größeren Einfluss auf die Beziehung zu haben (Handelzalts et al. 2021; Radoš et al. 2020).

Interaktion mit dem Baby bei geburtsbezogenen posttraumatischen Stresssymptomen

In der Interaktion mit ihrem Baby möchten gewisse Mütter nach einer traumatisch erlebten Geburt ihr Baby übermäßig beschützen, andere hingegen fühlen sich emotional eher distanziert und haben Schwierigkeiten, eine enge Beziehung zum Baby aufzubauen (Garthus-Niegel et al. 2018a, b; Nicholls und Ayers 2007). Eine Studie, in der die Interaktion zwischen Müttern und ihren sechs Monate alten Babys gefilmt wurde, zeigte, dass Mütter mit geburtsbezogenen posttraumatischen Stresssymptomen tendenziell etwas mehr Kontrolle in der Beziehung zum Baby ausübten und die Interaktion etwas weniger wechselseitig gestalteten. In den meisten Bereichen der Beziehungsgestaltung zeigten sich jedoch keine Unterschiede zu anderen Müttern (Devita et al. 2024).

Andere psychische Störungen in der Zeit nach der Geburt

Unabhängig vom Geburtserleben gibt es Hinweise darauf, dass eine Depression nach der Geburt die Beziehung zwischen Mutter und Baby erschweren kann. Studien zeigen, dass Mütter mit postpartalen Depressionen oft stärkere Schwierigkeiten haben, eine positive und liebevolle Beziehung zu ihrem Kind aufzubauen (Davies et al. 2008). Auch Mütter mit einer postpartalen Zwangs- oder Angsterkrankung sind etwas weniger sensitiv in der Interaktion mit ihren Babys und haben weniger Freude an den elterlichen Aufgaben (Challacombe et al. 2016; Challacombe und Salkovskis 2009; Feldman et al. 2009; Nicol-Harper et al. 2007; Warren et al. 2003). Insgesamt lässt sich sagen: Eine traumatische Geburt kann – zumindest während der ersten Zeit danach – die Mutter-Kind-Beziehung beeinträchtigen. Dieser Effekt ist allerdings nur beim Vollbild von psychischen Störungen, wie einer PTBS, Depression, Angst- oder Zwangserkrankung, untersucht. In unserer Praxis erleben wir, dass die Sorge der Mütter, die Bindung zu ihrem Kind könnte dadurch beeinträchtigt werden, deutlich größer ist als die tatsächlich beobachtete Beeinträchtigung. In den allermeisten Fällen gelingt der Beziehungsaufbau gut, und falls er etwas verlangsamt ist, kann er später, wenn es der Mutter wieder besser geht, nachgeholt werden.

Das Wichtigste in Kürze

Die Paarbeziehung kann nach einer traumatisch erlebten Geburt vielfältig belastet sein. Eine stabile Paarbeziehung sowie eine offene Kommunikation können diese Belastungen abmildern. Beim Vollbild einer psychischen Störung nach einer traumatisch erlebten Geburt kann die Beziehung zum Baby anfänglich erschwert sein. Sobald sich die Symptome jedoch bessern, lässt sich diese Bindung gut nachholen. Die Sorge, eine traumatisch erlebte Geburt könnte sich längerfristig negativ auf die Beziehung zum Baby auswirken, ist daher in der Regel unbegründet.

Literatur

Ainsworth MDS, Blehar MC, Waters E, Wall S (1978) Patterns of attachment: A psychological study of the strange situation. Patterns of attachment: A psychological study of the strange situation. Hillsdale, NJ:Erlbaum

Ayers S, Eagle A, Waring H (2006) The effects of childbirth-related post-traumatic stress disorder on women and their relationships: A qualitative study. Psychol Health Med 11(4):389–398. https://doi.org/10.1080/13548500600708409

Challacombe F, Salkovskis P (2009) A preliminary investigation of the impact of maternal obsessive-compulsive disorder and panic disorder on parenting and children. J Anxiety Disord 23(7):848–857. https://doi.org/10.1016/j.janxdis.2009.04.002

Challacombe F, Salkovskis P, Woolgar M, Wilkinson EL, Read J, Acheson R (2016) Parenting and mother-infant interactions in the context of maternal postpartum obsessive-compulsive disorder: Effects of obsessional symptoms and mood. Infant Behav Dev 44:11–20. https://doi.org/10.1016/j.infbeh.2016.04.003

Davies J, Slade P, Wright I, Stewart P (2008) Posttraumatic stress symptoms following childbirth and mothers' perceptions of their infants. Infant Ment Health J 29(6):537–554. https://doi.org/10.1002/imhj.20197

Delicate A, Ayers S (2023) The impact of birth trauma on the couple relationship and related support requirements; a framework analysis of parents' perspectives. Midwifery 123:103732. https://doi.org/10.1016/j.midw.2023.103732

Delicate A, Ayers S, Easter A, McMullen S (2018) The impact of childbirth-related post-traumatic stress on a couple's relationship: A systematic review and meta-synthesis. J Reprod Infant Psychol 36(1):102–115. https://doi.org/10.1080/02646838.2017.1397270

Devita S, Bozicevic L, Deforges C, Ciavarella L, Tolsa J-F, Sandoz V, Horsch A (2024) Early mother-infant interactions within the context of childbirth-related posttraumatic stress symptoms. J Affect Disord 365:24–31. https://doi.org/10.1016/j.jad.2024.08.025

Feldman R, Granat A, Pariente C, Kanety H, Kuint J, Gilboa-Schechtman E (2009) Maternal depression and anxiety across the postpartum year and infant social engagement, fear regulation, and stress reactivity. J Am Acad Child Adolesc Psychiatry 48(9):919–927. https://doi.org/10.1097/CHI.0b013e3181b21651

Frankham LJ, Thorsteinsson EB, Bartik W (2023) Birth related PTSD and its association with the mother-infant relationship: A meta-analysis. Sexual & Reproductive Healthcare : Official Journal of the Swedish Association of Midwives 38:100920. https://doi.org/10.1016/j.srhc.2023.100920

Garthus-Niegel S, Horsch A, Ayers S, Junge-Hoffmeister J, Weidner K, Eberhard-Gran M (2018) The influence of postpartum PTSD on breastfeeding: A longitudinal population-based study. Birth 45(2), 193–201. https://doi.org/10.1111/birt.12328

Garthus-Niegel S, Horsch A, Handtke E, von Soest T, Ayers S, Weidner K, Eberhard-Gran M (2018b) The impact of postpartum posttraumatic stress and depression symptoms on couples' relationship satisfaction: A population-based prospective study. Front Psychol 9:1728. https://doi.org/10.3389/fpsyg.2018.01728

Handelzalts JE, Levy S, Molmen-Lichter M, Ayers S, Krissi H, Wiznitzer A, Peled Y (2021) The association of attachment style, postpartum PTSD and depression with bonding – A longitudinal path analysis model, from childbirth to six months. J Affect Disord 280(Pt A):17–25. https://doi.org/10.1016/j.jad.2020.10.068

McDonald S, Slade P, Spiby H, Iles J (2011) Post-traumatic stress symptoms, parenting stress and mother-child relationships following childbirth and at 2 years postpartum. J Psychosom Obstet Gynaecol 32(3):141–146. https://doi.org/10.3109/0167482X.2011.596962

Molloy E, Biggerstaff DL, Sidebotham P (2021) A phenomenological exploration of parenting after birth trauma: Mothers perceptions of the first year. Women and Birth : Journal of the Australian College of Midwives 34(3):278–287. https://doi.org/10.1016/j.wombi.2020.03.004

Nicholls K, Ayers S (2007) Childbirth-related post-traumatic stress disorder in couples: A qualitative study. Br J Health Psychol 12(Pt 4):491–509. https://doi.org/10.1348/135910706X120627

Nicol-Harper R, Harvey AG, Stein A (2007) Interactions between mothers and infants: Impact of maternal anxiety. Infant Behav Dev 30(1):161–167. https://doi.org/10.1016/j.infbeh.2006.08.005

Parfitt Y, Ayers S (2009) The effect of post-natal symptoms of post-traumatic stress and depression on the couple's relationship and parent-baby bond. J Reprod Infant Psychol 27:127–142. https://doi.org/10.1080/02646830802350831

Radoš SN, Matijaš M, Anđelinović M, Čartolovni A, Ayers S (2020) The role of posttraumatic stress and depression symptoms in mother-infant bonding. J Affect Disord 268:134–140. https://doi.org/10.1016/j.jad.2020.03.006

Reshef S, Mouadeb D, Sela Y, Weiniger FC, Freedman SA (2023) Childbirth, trauma and family relationships. Eur J Psychotraumatol 14(1):2157481. https://doi.org/10.1080/20008066.2022.2157481

Twenge JM, Campbell WK, Foster CA (2003) Parenthood and marital satisfaction: A meta-analytic review. J Marriage Fam 65(3):574–583. https://doi.org/10.1111/j.1741-3737.2003.00574.x

Warren SL, Gunnar MR, Kagan J, Anders TF, Simmens SJ, Rones M, Wease S, Aron E, Dahl RE, Sroufe LA (2003) Maternal panic disorder: Infant temperament, neurophysiology, and parenting behaviors. J Am Acad Child Adolesc Psychiatry 42(7):814–825. https://doi.org/10.1097/01.CHI.0000046872.56865.02

Williams C, Patricia Taylor E, Schwannauer M (2016) A web-based survey of mother-infant bond, attachment experiences, and metacognition in posttraumatic stress following childbirth. Infant Ment Health J 37(3):259–273. https://doi.org/10.1002/imhj.21564

7

Selbsteinschätzung – Psychologische Orientierungshilfen

Inhaltsverzeichnis

> Instrumente zur Selbsteinschätzung deiner Symptome nach einer traumatisch erlebten Geburt können dir für deine Orientierung helfen. In diesem Kapitel erfährst du, anhand welcher Fragen eine solche erste Orientierung vorgenommen werden kann und welche Fragebögen sich für die Erfassung der häufigsten psychischen Folgen eignen.

7.1 Einschätzung der eigenen Symptome und Belastungen

Nach einer Geburt wird den frischgebackenen Müttern in der Regel ein Geburtsnachgespräch mit den Geburtshelfer:innen angeboten. Oftmals findet dieses sogar noch während des Klinikaufenthaltes statt, gelegentlich wird es auch für einige Zeit danach terminiert. Um die eigene psychische Belastung und die Symptome wahrnehmen und einordnen zu können, ist dieser Zeitpunkt psychologisch betrachtet jedoch zu früh. Dennoch sind Nachgespräche wichtig, um Fragen zum Ablauf der Geburt zu klären und möglicherweise die gefällten Entscheidungen nachvollziehen zu können. Viele Mütter verheimlichen ihre wahren Gefühle aus Angst, negativ bewertet zu werden, was eine Einschätzung des Schweregrads und der Ausprägung der Belastungen ebenfalls erschwert (Slade et al. 2021, 2022). Vielleicht kommt dir das bekannt vor? Psychische Folgen einer Traumatisierung können frühestens vier Wochen nach einer solchen Erfahrung festgestellt werden und nicht selten treten diese erst zeitlich verzögert rund sechs Monate und mehr nach der Geburt auf (Slade et al. 2021). Von daher können eventuell aufgekommene psychische Folgen sechs bis acht Wochen nach der Geburt besser eingeschätzt werden. Auf jeden Fall hilfreich für eine erste Orientierung sind folgende Fragen, die du dir auch selbst stellen kannst (Slade et al. 2022).

Fragen zur Selbsteinschätzung

- Wie hast du deine Geburt erlebt?
- Wie fühlst du dich in Bezug auf deine Geburtserfahrung?
- Verlief deine Geburt entsprechend deinen Erwartungen? Wenn nein, was war anders als erwartet? Wie hat sich das angefühlt für dich?
- Hattest du während der Geburt das Gefühl, dein oder das Leben deines Babys sind in Gefahr?
- Wie gut hast du dich während der Geburt unterstützt gefühlt?
- Hast du Erinnerungen oder Bilder an die Geburt, die im Alltag unerwartet vor deinem inneren Auge auftauchen?
- Leidest du an Albträumen oder grübelst du sehr viel über deine Geburt?
- Wie ist es für dich, über deine Geburt zu sprechen? Welche Gefühle löst das in dir aus?

7.2 Posttraumatische Belastungsstörung

Für die Einschätzung, ob deine Symptome einer psychischen Störung als Folge der traumatisch erlebten Geburt zugeordnet werden können, gibt es psychologische Fragebögen zur Selbsteinschätzung. Die Geburtstrauma-Skala von Weigl und Kolleg:innen (Geburtstrauma-Skala Teil 1–3) wurde eigens dafür entwickelt, Erfahrungen und potenziell sehr belastende Ereignisse während der Wehen oder des Geburtsvorgangs – oder direkt im Anschluss daran – zu erfassen (Chen et al. 2025; Weigl et al. 2021). Falls du vermutest, an einer Posttraumatischen Belastungsstörung (PTBS) zu leiden, kannst du zunächst die ersten zwei Fragen der Geburtstrauma-Skala für dich beantworten (City Birth Trauma Scale © Ayers, Wright & Thornton 2018. Frontiers in Psychiatry 9:409. Autorisierte deutsche Übersetzung durch Weigl et al. 2021. Abdruck und Verwendung mit freundlicher Genehmigung der Autor:innen). Da wir uns nach dem Originalfragebogen richten, sind diese Fragen in der Sie-Form geschrieben. Lass dich davon nicht verwirren.

Geburtstrauma-Skala Teil 1: Symptome während der Wehen, der Geburt und unmittelbar danach

	Ja	Nein
1. Dachten Sie, Sie oder Ihr Baby würden schwere Verletzungen davontragen?	1	0
2. Dachten Sie, Sie oder Ihr Baby würden sterben?	1	0

Wenn du eine dieser zwei Einstiegsfragen mit Ja beantwortet hast, ist es sinnvoll, Teil 2 und Teil 3 des Fragebogens ebenfalls für dich zu beantworten. Die Fragen beziehen sich alle auf den Zeitraum der vergangenen Woche.

Geburtstrauma-Skala Teil 2: Symptome während, direkt davor oder nach der Geburt und solche, die seither schlimmer geworden sind

	Nie	1x	2–4	> 5
3. Ich habe wiederkehrende unerwünschte Erinnerungen an die Geburt (oder an Teile der Geburt), die ich nicht kontrollieren kann	0	1	2	3
4. Ich habe schlechte Träume oder Albträume, die von der Geburt handeln (oder in Zusammenhang mit der Geburt stehen)	0	1	2	3
5. Ich erlebe Flashbacks der Geburt und/oder durchlebe die Geburt erneut	0	1	2	3
6. Ich rege mich auf, wenn ich an die Geburt erinnert werde	0	1	2	3
7. Ich fühle mich angespannt oder ängstlich, wenn ich an die Geburt erinnert werde	0	1	2	3
8. Ich versuche, Gedanken an die Geburt zu vermeiden	0	1	2	3
9. Ich versuche, alles zu vermeiden, was mich an die Geburt erinnert (zum Beispiel Menschen, Orte, Fernsehsendungen)	0	1	2	3
10. Ich kann mich nicht an Details der Geburt erinnern	0	1	2	3
11. Ich gebe mir selbst oder anderen die Schuld für das, was während der Geburt passiert ist	0	1	2	3
12. Ich habe starke negative Emotionen im Zusammenhang mit der Geburt (zum Beispiel Angst, Wut, Scham)	0	1	2	3

	Nie	1x	2–4	> 5
13. Ich habe negative Emotionen mir selbst gegenüber oder denke, dass etwas Schreckliches passieren wird	0	1	2	3
14. Ich habe kein Interesse mehr an Aktivitäten, die mir früher wichtig waren	0	1	2	3
15. Ich fühle mich von anderen Menschen entfremdet	0	1	2	3
16. Ich kann keine positiven Emotionen empfinden (zum Beispiel Glück, Begeisterung)	0	1	2	3
17. Ich fühle mich gereizt und aggressiv	0	1	2	3
18. Ich habe das Gefühl, selbstzerstörerisch oder rücksichtslos zu sein	0	1	2	3
19. Ich fühle mich angespannt und reizbar	0	1	2	3
20. Ich fühle mich nervös und schreckhaft	0	1	2	3
21. Ich habe Konzentrationsschwierigkeiten	0	1	2	3
22. Ich habe Schlafschwierigkeiten aufgrund von Faktoren, die nicht auf den Schlafrhythmus des Babys zurückgeführt werden können	0	1	2	3
23. Ich fühle mich unbeteiligt oder wie im Traum	0	1	2	3
24. Manche Dinge erscheinen mir verzerrt oder unwirklich	0	1	2	3

Wenn du eine oder mehrere Fragen des 2. Teils mit Ja beantwortet hast, sind zusätzliche Angaben zu den Faktoren Beginn, Dauer, Leidensdruck und Beeinträchtigung im Alltag notwendig, um abzuschätzen, ob es sich bei deinen Symptomen um eine PTBS handelt könnte.

Geburtstrauma-Skala Teil 3

	Punkte
25. Wann haben Sie diese Symptome zum ersten Mal festgestellt?	
Vor der Geburt	0
In den ersten 6 Monaten nach der Geburt	1
Mehr als 6 Monate nach der Geburt	2
Nicht beantwortbar (Ich habe keine Symptome)	0
26. Wie lange haben Sie diese Symptome bereits?	
Weniger als 1 Monat	0
1 bis 3 Monate	1
Mehr als 3 Monate	2
Nicht beantwortbar (Ich habe keine Symptome)	0
27. Leiden Sie sehr unter diesen Symptomen?	
Ja	2
Nein	0
Manchmal	1
28. Halten Sie diese Symptome von Dingen ab, denen Sie für gewöhnlich nachgehen (zum Beispiel soziale Kontakte pflegen, alltägliche Verrichtungen)?	
Ja	2
Nein	0
Manchmal	1

	Punkte
29. Könnten diese Symptome auf Medikamente, Alkohol, Drogen oder körperliche Erkrankungen zurückzuführen sein?	
Ja	2
Nein	0
Manchmal	1

Zähle für die Auswertung alle deine Punkte aus Teil 1–3 bis und mit der Frage 28 der Geburtstrauma-Skala zu einem Summenwert zusammen. Falls du Frage 1 und/oder 2 mit Ja beantwortet hast und dein Gesamtsummenwert bei 28 Punkten oder mehr liegt, ist eine PTBS wahrscheinlich (Osório et al. 2022). Hast du viele Fragen mit Ja beantwortet und verspürst einen großen Leidensdruck, dein Gesamtsummenwert liegt jedoch unter 28 Punkten, dann scheue nicht davor zurück, dir professionelle Hilfe zu suchen. Die Frage 29 gilt als Ausschlusskriterium. Dies bedeutet, wenn du bei dieser Frage mindestens einen Punkt oder mehr erzielt hast, darf keine PTBS-Diagnose gestellt werden.

7.3   Depressive Symptomatik

Folgen einer traumatisch erlebten Geburt können neben einer möglichen PTBS auch andere psychische Störungen sein, allen voran die postpartale Depression (Ayers et al. 2016). Diese beiden Störungsbilder treten häufig auch gemeinsam auf (Dekel et al. 2020). Die Verwendung allgemeiner Screening-Fragebögen zur Einschätzung einer Depression kann nach der Geburt zu verfälschten Ergebnissen führen, da Schlafstörungen und Müdigkeit in den ersten Monaten häufige Folgen der nächtlichen Wachphasen sowie der damit verbundenen Still- und Fütterzeiten sind. Da es sich bei der postpartalen Depression um das bekannteste psychische Störungsbild handelt, das nach der Geburt auftreten kann, existiert dafür ein weltweit anerkanntes Screening-Instrument: die Edinburgh-Postnatal-Depressions-Skala (EPDS) (Bergant et al. 1998; Cox et al. 1987). Dieser Fragebogen erfasst zuverlässig die Stimmungslage der letzten sieben Tage anhand von zehn Fragen und ist spezifisch für Frauen nach der Geburt entwickelt worden. Wenn du dich dauerhaft verändert fühlst in deiner Stimmung oder unter einem schweren Stimmungstief oder wiederkehrenden Stimmungsschwankungen leidest, kannst du die EPDS ausfüllen.

Edinburgh-Postnatal-Depressions-Skala (EPDS)

In den letzten 7 Tagen oder in den Tagen seit der Geburt...	Punkte
1. Konnte ich lachen und das Leben von der sonnigen Seite sehen	
So wie ich es immer konnte	0
Nicht ganz so wie sonst	1
Deutlich weniger als früher	2
Kaum	3
2. Konnte ich mich so richtig auf etwas freuen	
So wie immer	0
Etwas weniger als sonst	1
Deutlich weniger als sonst	2
Kaum	3
3. Fühlte ich mich unnötigerweise schuldig, wenn etwas schieflief	
Ja, meistens	3
Ja, manchmal	2
Nein, nicht oft	1
Nein, niemals	0
4. War ich ängstlich und besorgt aus nichtigen Gründen	
Nein, überhaupt nicht	0
Selten	1
Ja, manchmal	2
Ja, häufig	3
5. Erschrak ich leicht beziehungsweise reagierte panisch aus unerfindlichen Gründen	
Ja, oft	3
Ja, manchmal	2
Nein, nicht oft	1
Nein, überhaupt nicht	0
6. Überforderten mich verschiedenste Umstände	
Ja, die meiste Zeit war ich nicht in der Lage, damit fertigzuwerden	3
Ja, manchmal konnte ich damit nicht fertigwerden	2
Nein, die meiste Zeit konnte ich gut damit fertigwerden	1
Nein, ich wurde so gut wie immer damit fertig	0
7. War ich so unglücklich, dass ich nicht schlafen konnte	
Ja, die meiste Zeit	3
Ja, manchmal	2
Nein, nicht sehr oft	1
Nein, überhaupt nicht	0
8. Habe ich mich traurig und schlecht gefühlt	
Ja, die meiste Zeit	3
Ja, manchmal	2
Nein, nicht sehr oft	1
Kaum	0

In den letzten 7 Tagen oder in den Tagen seit der Geburt...	Punkte
9. War ich so unglücklich, dass ich geweint habe	
Ja, die ganze Zeit	3
Ja, manchmal	2
Nur gelegentlich	1
Nein, niemals	0
10. Überkam mich der Gedanke, mir selbst Schaden zuzufügen	
Ja, ziemlich oft	3
Manchmal	2
Kaum	1
Niemals	0

Für die Auswertung der EPDS zähle nun die Punkte zusammen. Bei einem Summenwert von zehn oder höher empfehlen wir, zur weiteren Abklärung eine psychotherapeutische Fachperson zu kontaktieren (Bergant et al. 1998).

7.4 Angst- und Zwangsstörungen

Ängste und Sorgen sind nach einer Geburt keine Seltenheit und betreffen vorübergehend wohl die meisten Eltern. Die Einschätzung, ob es sich bei deinen Ängsten um behandlungsbedürftige Angststörungen handelt, ist nicht immer leicht. In der Praxis lassen sich viele Ängste anhand der folgenden zentralen Fragen einschätzen.

Einschätzung der Beeinträchtigung durch Ängste

- Hast du das Gefühl, die Kontrolle über deine Ängste zu verlieren, sodass diese immer mehr deinen Alltag als Mutter bestimmen?
- Sind deine Ängste so stark, wie du es noch nie zuvor in deinem Leben erfahren hast?
- Vermeidest du aufgrund der Ängste bestimmte Aktivitäten oder Situationen in deinem Alltag?
- Bist du aufgrund der Ängste nicht gerne allein mit deinem Baby?

Für die Erfassung von postpartalen Ängsten eignet sich aktuell am besten die Stirling Antenatal Anxiety Scale (Sinesi et al. 2022, deutsche Übersetzung des englischen Originals), die ursprünglich für schwangerschaftsbezogene Ängste entwickelt wurde. Studien konnten jedoch zeigen, dass sie ebenfalls geeignet ist, Angststörungen nach der Geburt zu erfassen (Ayers et al. 2024).

Stirling Antenatal Anxiety Scale (SAAS)

	nie	selten	manchmal	häufig	immer
1. Meine Angst hält mich davon ab, Dinge zu tun	0	1	2	3	4
2. Ich fühle mich grundlos panisch	0	1	2	3	4
3. Ich fühle mich nicht in der Lage, klarzukommen	0	1	2	3	4
4. Ich sorge mich, etwas könnte mit meinem Baby nicht stimmen	0	1	2	3	4
5. Gedanken setzen sich in meinem Kopf fest	0	1	2	3	4
6. Ich vermeide andere Menschen	0	1	2	3	4
7. Ich kann meine Angst nicht kontrollieren	0	1	2	3	4
8. Ich habe negative Gedanken in Bezug auf die Geburt	0	1	2	3	4
9. Ich fühle mich nicht gut genug, Mutter zu sein	0	1	2	3	4
10. Meine Sorgen überwältigen mich	0	1	2	3	4

Für die Auswertung zähle deine Punkte zu einem Summenwert zusammen. Bei einem Summenwert von neun und mehr empfehlen wir, eine psychotherapeutische Fachperson für die weitere Abklärung aufzusuchen.

Für die postpartale Zwangsstörung existiert kein eigener Fragebogen. Ein erster Anhaltspunkt können dir Frage 4 und 5 aus der SAAS geben, welche Zwangsgedanken erfassen. Zudem können dir die folgenden Fragen aus der Praxis helfen.

Fragen zur Selbsteinschätzung einer postpartalen Zwangsstörung

- Hast du wiederholt die gleichen Gedanken, die dich belasten und Ängste auslösen, und gleichzeitig ist dir bewusst, wie übertrieben oder unsinnig diese Gedanken sind?
- Kannst du dich von Gedankengängen um ein bestimmtes Thema (Gesundheit, Ernährung, Schlaf, Verdauung usw.) kaum lösen und siehst dabei überall Gefahren?
- Führst du wiederholt Handlungen durch (Kontrollieren, Waschen, Reinigen, Desinfizieren, Lüften etc.), die für andere übertrieben wirken?
- Suchst du oft Rückversicherung von Fachpersonen (Mütter-/Väterberatung, Kinderärzt:innen, Hebammen usw.) hinsichtlich Fragen zur Gesundheit deines Babys und siehst überall Gefahren, die andere nicht sehen?
- Hast du gewaltvolle, schreckliche Gedanken, bezogen auf dich oder dein Baby, die dich verstören und für die du dich schämst?

Wenn du mehrere Fragen mit Ja beantwortet hast, empfehlen wir, eine weitere diagnostische Abklärung bei einer psychotherapeutischen Fachperson vorzunehmen.

Das Wichtigste in Kürze
Für eine Einschätzung deiner Symptome sind Fragebögen ein geeignetes Instrument zur ersten Orientierung. Bei Verdacht auf eine PTBS empfehlen wir die Geburtstrauma-Skala, bei Verdacht auf eine postpartale Depression die EPDS und bei postpartalen Angst- oder Zwangsstörungen die SAAS.

Literatur

Ayers S, Bond R, Bertullies S, Wijma K (2016) The aetiology of post-traumatic stress following childbirth: A meta-analysis and theoretical framework. Psychol Med 46(6):1121–1134. https://doi.org/10.1017/S0033291715002706

Ayers S, Coates R, Sinesi A, Cheyne H, Maxwell M, Best C, McNicol S, Williams LR, Uddin N, Hutton U, Howard G, Shakespeare J, Walker JJ, Alderdice F, Jomeen J, MAP Study Team (2024) Assessment of perinatal anxiety: Diagnostic accuracy of five measures. The British Journal of Psychiatry: The Journal of Mental Science 224(4):132–138. https://doi.org/10.1192/bjp.2023.174

Bergant AM, Nguyen T, Heim K, Ulmer H, Dapunt O (1998) German language version and validation of the Edinburgh postnatal depression scale. Deutsche Medizinische Wochenschrift (1946), 123(3), 35–40. https://doi.org/10.1055/s-2007-1023895

Chen P, Zhang C, Liu G, Zuo H, Wang M, Shi X, Li L (2025) Psychometric properties of self-reported measures of psychological birth trauma in puerperae: A COSMIN systematic review. Qual Life Res 34(2):289–304. https://doi.org/10.1007/s11136-024-03811-z

Cox JL, Holden JM, Sagovsky R (1987) Detection of postnatal depression. Development of the 10-item Edinburgh Postnatal Depression Scale. The British Journal of Psychiatry: The Journal of Mental Science 150:782–786. https://doi.org/10.1192/bjp.150.6.782

Dekel S, Ein-Dor T, Dishy G, Mayopoulos P (2020) Beyond postpartum depression: Posttraumatic stress-depressive response following childbirth. Archives of Women's Mental Health 23(4):557–564. https://doi.org/10.1007/s00737-019-01006-x

Osório F de L, Rossini Darwin AC, Bombonetti EA, Ayers S (2022) Posttraumatic stress following childbirth: Psychometric properties of the Brazilian version of the City Birth Trauma Scale. J Psychosomat Obstet Gynaecol 43(3), 374–383. https://doi.org/10.1080/0167482X.2021.1977278

Sinesi A, Cheyne H, Maxwell M, O'Carroll R (2022) The Stirling Antenatal Anxiety Scale (SAAS): Development and initial psychometric validation. Journal of Affective Disorders Reports 8:100333. https://doi.org/10.1016/j.jadr.2022.100333

Slade P, Molyneux R, Watt A (2021) A systematic review of clinical effectiveness of psychological interventions to reduce post traumatic stress symptoms following childbirth and a meta-synthesis of facilitators and barriers to uptake of psychological care. J Affect Disord 281:678–694. https://doi.org/10.1016/j.jad.2020.11.092

Slade P, Murphy A, Hayden E (2022) Identifying post-traumatic stress disorder after childbirth. BMJ (Clinical Research Ed.) 377:e067659. https://doi.org/10.1136/bmj-2021-067659

Weigl T, Beck-Hiestermann FML, Stenzel NM, Benson S, Schedlowski M, Garthus-Niegel S (2021) Assessment of childbirth-related PTSD: Psychometric properties of the German version of the City Birth Trauma Scale. Front Psych 12:731537. https://doi.org/10.3389/fpsyt.2021.731537

8

Die mitfühlende Haltung

Inhaltsverzeichnis

> Im kommenden Kapitel lernst du drei Emotionszustände (später Emotionsmodi genannt) kennen, die eine wichtige Funktion für dein Wohlbefinden haben. Du erfährst, wie die drei Emotionsmodi in Zusammenhang stehen und welche Auswirkung es hat, wenn diese drei emotionalen Modi – wie es nach einer traumatischen Geburt der Fall ist – aus dem Gleichgewicht geraten. Und wir zeigen dir einen Weg, wie du wieder mehr Balance in dieses System bringen kannst.

8.1   Unsere drei Emotionsmodi

In diesem Kapitel stellen wir dir therapeutische Methoden aus der *Compassion Focused Therapy (CFT)* vor, einem modernen Ansatz der Psychotherapie, der von dem Psychologen Paul Gilbert entwickelt wurde. Wir sprechen im Folgenden von *mitgefühlsbasierter Psychotherapie*, um es für unsere deutschsprachigen Leserinnen und Leser greifbarer zu machen – auch wenn dieser Begriff nicht offiziell geschützt oder lizenziert ist. Was macht diesen Ansatz

O. Bolt und A. Häne, *Traumatisch erlebte Geburt,*
https://doi.org/10.1007/978-3-662-72027-1_8

so besonders? Die mitgefühlsbasierte Psychotherapie gehört zu den sogenannten transdiagnostischen Verfahren. Das heißt: Sie setzt nicht bei einer
bestimmten psychischen Erkrankung an, sondern bei inneren Prozessen, die
bei vielen verschiedenen psychischen Belastungen eine Rolle spielen. Deshalb kann sie bei ganz unterschiedlichen Beschwerden helfen – zum Beispiel
bei Symptomen einer posttraumatischen Belastungsstörung (PTBS), bei
Ängsten, Depressionen, Zwängen oder Mischformen dieser genannten Störungen. Außerdem können die Methoden der mitgefühlsbasierten Psychotherapie auch grundsätzlich hilfreich sein im Umgang mit belastenden und
schwierigen Gefühlen. Abb. 8.1 zeigt die von Paul Gilbert beschriebenen
drei Systeme der Emotionen, in unserem Ratgeber *Emotionsmodi* genannt,
welche für uns Menschen relevant sind (Gilbert & Choden, 2013). Die
Idee dahinter ist, dass alle drei Zustände wichtig sind und dass wir uns dann
wohlfühlen, wenn diese drei Emotionsmodi ungefähr ausgeglichen sind. Das
heißt, kein Modus sollte extrem im Vordergrund stehen. Der Bedrohungsmodus, den wir dir hier als Erstes vorstellen, läuft ganz automatisch ab und
hat die Eigenschaft, bei seiner Aktivierung die anderen zwei Modi in den
Hintergrund treten zu lassen. Er hat die Funktion, primär das Überleben zu
sichern, was in der menschlichen Evolution prioritär ist.

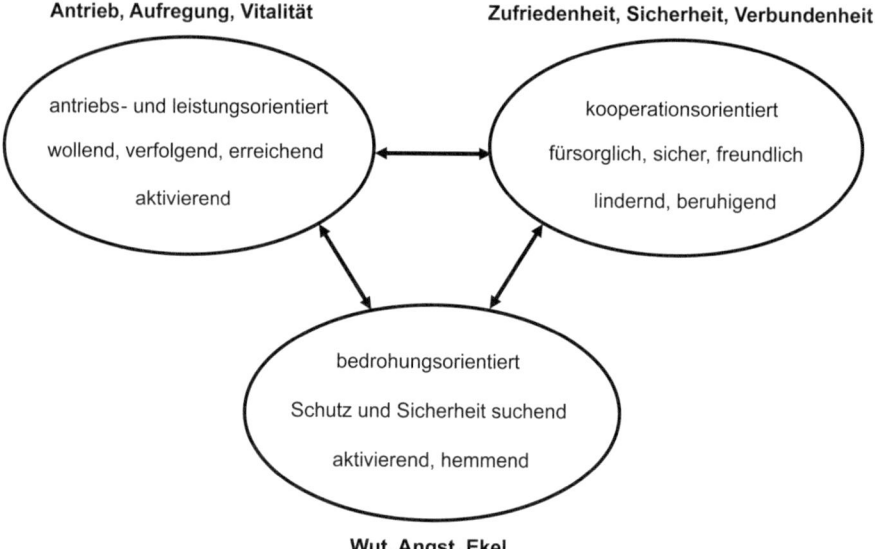

Abb. 8.1 Das Drei-Systeme-Modell der Emotionen nach Gilbert und Choden (2013),
S. 56. Abdruck mit freundlicher Genehmigung durch die Autoren

Bedrohungsmodus

Der *Bedrohungsmodus* ist aktiv, wenn du dich in Gefahr fühlst. Er schützt dich durch körperliche und emotionale Reaktionen. In solchen Momenten reagierst du typischerweise auf drei Arten: Du versuchst, dich zu wehren (*fight*), zu fliehen (*flight*), oder du erstarrst (*freeze*). Bei seiner Aktivierung schlägt dein Herz schneller, der Blutdruck steigt, du beginnst zu schwitzen. Auch deine Gedanken und Gefühle ändern sich. Deine Aufmerksamkeit fokussiert sich stark auf die Gefahr, und du neigst dazu, negativer zu denken. Im Bedrohungsmodus zu sein, fühlt sich zwar unangenehm an, aber er erfüllt eine wichtige Aufgabe: Er schützt dich vor Gefahren.

> Dein Bedrohungsmodus schützt dich vor potentiellen Gefahren und ist für dein Überleben entscheidend.

Während der Schwangerschaft werden Frauen besonders gut darin, ängstliche und wütende Gesichtsausdrücke bei anderen zu erkennen (Pearson et al. 2009). Diese verstärkte Wachsamkeit ist darauf angelegt, mögliche Gefahren frühzeitig zu erkennen, was für das Überleben der Mutter und des Babys von großer Bedeutung ist. Allerdings kann diese erhöhte Wachsamkeit die werdende Mutter auch anfälliger machen für Sorgen und Ängste. Diese Veränderungen in der Schwangerschaft bedeuten in anderen Worten, dass Frauen mit einer besonders hohen Sensibilität in die Geburtserfahrung gehen. Es bedeutet ebenfalls, dass Frauen während der Geburt auf für sie bedrohliche Situationen und damit einhergehende negative Emotionen besonders stark emotional reagieren, sodass sie teilweise auch selbst über sich und ihre Reaktionen erschrecken. Ein Verständnis für diese emotionalen Prozesse, die mit einer verstärkten Wahrnehmung negativer Emotionen einhergehen, kann dir helfen, dein ganz persönliches Erleben während der Geburt nachzuvollziehen. Gleichfalls ist es für Personen der Geburtshilfe zentral, diese erhöhte Sensibilität im Umgang und in der Kommunikation zu berücksichtigen, um eine positive und unterstützende Geburtserfahrung zu fördern.

> Werdende Mütter gehen mit einer besonders hohen Sensibilität für negative Emotionen in die Geburtserfahrung. Auf wahrgenommene Bedrohungen reagieren Gebärende deshalb besonders stark. Diese emotionale Veränderung gilt es zu berücksichtigen, um eine einfühlsame und unterstützende Geburtshilfe zu gewährleisten!

Abb. 8.2 zeigt, wie sich der Bedrohungsmodus unter der Geburt verhält. Während einer Geburt ist es wahrscheinlich, dass Situationen entstehen,

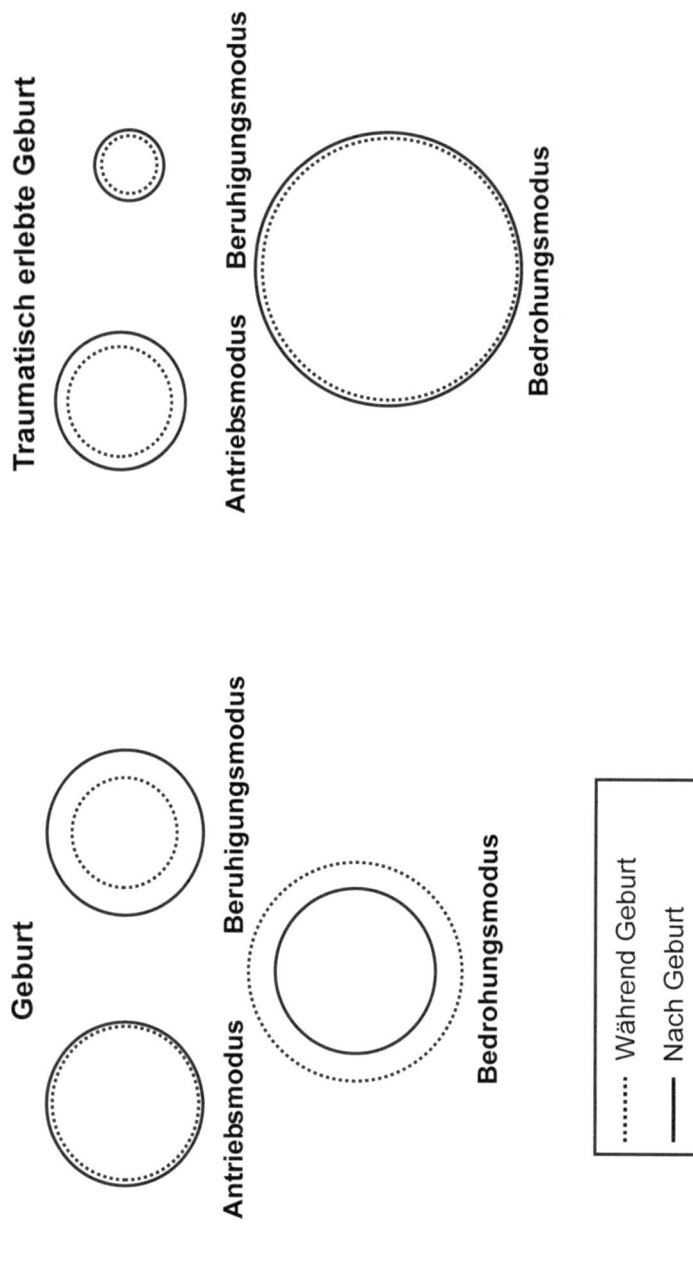

Abb. 8.2 Unterschiede der Emotionsmodi bei Geburten mit und ohne Trauma

in denen dieser aktiviert wird, zum Beispiel wenn Schmerzen als nicht bewältigbar erlebt werden oder wenn plötzlich unvorhersehbare Ereignisse eintreten. Frauen stehen während der Geburt jedoch nicht alle gängigen Reaktionsmuster zur Verfügung. Flucht *(flight)* oder sich zur Wehr setzen *(fight)* sind kaum möglich, da Frauen während der Geburt zum einen körperlich dazu nicht in der Lage sind und sie zum anderen auf die Hilfe und das Wohlwollen von anwesenden Fachpersonen angewiesen sind. Deshalb nutzen Frauen oft ein weiteres – weniger bekanntes – Reaktionsmuster, was auf Englisch *tend and befriend* genannt wird. Damit ist gemeint, dass Menschen sich, wenn sie sich in Gefahr fühlen, einer Gruppe anschließen und sich entsprechend auch dieser Gruppe anpassen, um bei ihr Schutz zu finden (Taylor et al. 2000). Während der Geburt stellen sich Frauen also unbewusst gut mit den Geburtshelfern, um deren Unterstützung zu sichern. Manche Frauen haben nach einer Geburt den Eindruck, sich nicht genügend gewehrt oder für ihre Bedürfnisse eingesetzt zu haben, und machen sich selbst Vorwürfe. Es kann hilfreich sein, einer Frau die Tend-and-befriend-Reaktion zu erklären und ihr aufzuzeigen, dass diese Anpassungsreaktion Teil ihres Überlebensmechanismus ist.

> Wenn eine Frau sich während der Geburt im Bedrohungsmodus befindet, stellt sie sich oft unbewusst gut mit den Geburtshelfern und passt sich ihnen an, um sich deren Unterstützung zu sichern *(tend and befriend)*. Dies ist eine evolutionäre Überlebensstrategie!

Wenn während der Geburt starke Angst oder Ohnmacht auftreten, kann auch eine Freeze-Reaktion entstehen. Der Körper geht dann in eine Art Shutdown-Modus, worin sich eine Frau von der Situation und ihren Gefühlen distanziert erlebt. In der subjektiven Wahrnehmung kann sich dies anfühlen, als ob im Gehirn ein Schalter umgelegt wurde und die Geburt nur noch abwesend miterlebt wird. Es kann auch vorkommen, dass eine Frau berichtet, sie habe sich ab einem gewissen Zeitpunkt während der Geburt von außen selbst beobachtet. Tritt als Folge der Überforderung eine solche Freeze-Reaktion auf, steigt das Risiko für eine Traumatisierung während der Geburt.

Wie oben beschrieben, wird der Bedrohungsmodus bei jeder Geburt zeitweise aktiviert. In der Regel beruhigen sich die Frauen danach aber wieder und fühlen sich in Sicherheit. Abb. 8.2 zeigt, dass Frauen nach einer traumatisch erlebten Geburt im Bedrohungsmodus bleiben, auch noch lange nachdem die Geburt vorbei ist. Das bedeutet, sie fühlen sich weiterhin angespannt, ängstlich und reizbar, obwohl keine akute Gefahr mehr besteht.

> Der Bedrohungsmodus bleibt nach einer traumatisch erlebten Geburt verstärkt aktiviert – selbst wenn die Geburt schon längst zurückliegt.

Antriebsmodus

Der *Antriebsmodus* ist dafür verantwortlich, dass wir motiviert sind, Dinge zu erledigen und Aufgaben anzugehen. Er hat sich in der Evolution entwickelt, um uns anzutreiben, Nahrung zu suchen und uns fortzupflanzen (Gilbert 2011). In diesem Modus erlebst du Gefühle wie Stolz, Aufregung und Freude. Du bist engagiert, aktiv und fokussiert darauf, deine Ziele zu erreichen.

Während der Schwangerschaft gibt es Veränderungen im Gehirn, die dazu führen, dass der Antriebsmodus von Müttern stark aktiviert wird, wenn sie ihr Baby anschauen und dies als sehr befriedigend erlebt wird (Hoekzema et al. 2020). Dies kann Müttern helfen, den extremen Anforderungen der frühen Babyphase besser gerecht zu werden und diese Zeit als erfüllender zu erleben. Wenn jedoch eine Mutter eine traumatische Geburt erlebt hat, kann es schwieriger sein, auf diesen unterstützenden Effekt zuzugreifen, da der Bedrohungsmodus verstärkt aktiv ist.

> Veränderungen im Gehirn während der Schwangerschaft, führen dazu, dass die Mutter es nach der Geburt als befriedigend erlebt, wenn sie ihr Baby anschaut!

Während einer Geburt ist der Antriebsmodus nützlich. Die Vorstellung, das Baby bald in den Armen zu halten, kann sehr motivierend sein und dabei helfen, die Herausforderungen und Anstrengungen der Geburt zu bewältigen. Der Antriebsmodus hilft der gebärenden Frau durchzuhalten. Wird jedoch der Bedrohungsmodus aktiv, weil sich die Mutter während der Geburt nicht sicher fühlt, kann dies den positiven Effekt des Antriebsmodus überschreiben. Es bleiben dann Gefühle wie Ohnmacht, Überwältigung und negative Gedanken wie «Ich schaffe es nicht!» oder «Ich halte das nicht aus!»

> Der Antriebsmodus hilft dir, Dinge anzugehen. Er kann im Geburtsprozess helfen, sich mit dem Ziel der Geburt zu verbinden – nämlich das Baby zur Welt zu bringen und kennenzulernen.

Beruhigungsmodus

Der *Beruhigungsmodus* spielt für dein Wohlbefinden eine wichtige Rolle. Er ist für die Erholung und die Bindung zu anderen Menschen zuständig. Evolutionär betrachtet hat sich dieser Modus entwickelt, um Fürsorge und gegenseitige Unterstützung attraktiver zu machen. Babys, Kinder und Erwachsene brauchen einander, um zu überleben und um sich gut zu entwickeln. In diesem Modus erlebst du Gefühle wie Ruhe, Zufriedenheit und Sicherheit. Dein Denken ist umfassender, klarer und flexibler. Es gelingt dir, empathischer mit dir selbst und anderen zu sein und verschiedene Perspektiven einzunehmen. Dieser Modus spielt auch beim Stillen eine wichtige Rolle, da dieses leichter gelingt, wenn du dich entspannter und ruhiger fühlst.

> Der Beruhigungsmodus hilft dir dabei, dich zu erholen und Bindungen zu anderen Menschen – so auch zu deinem Baby – aufzubauen. Du erlebst Gefühle wie Ruhe, Geborgenheit und Sicherheit.

In der Schwangerschaft gibt es Veränderungen in Gehirnarealen, die für soziale Interaktionen, Empathie und das Verständnis der Absichten anderer Menschen zuständig sind (Hoekzema et al. 2017). Dabei wird vermutet, dass dies ein adaptiver Prozess ist, welcher der werdenden Mutter hilft, eine Bindung zum Baby aufzubauen und die Bedürfnisse des Babys besser zu verstehen.

> Im Gehirn einer schwangeren Frau finden Veränderungen in den Bereichen statt, die für soziale Interaktionen wichtig sind! Diese Veränderungen bereiten sie auf ihre Rolle als Mutter vor.

Wir wissen jetzt, dass grundsätzlich bei jeder Geburt aufgrund von wahrgenommener Bedrohung, zum Beispiel durch Komplikationen oder einen Geburtsstillstand, der Bedrohungsmodus temporär aktiviert wird. Klingt die wahrgenommene Bedrohung ab, etwa weil sich die Frau durch die Betreuung sicher und in guten Händen gefühlt hat oder weil die Komplikationen vorübergehender Natur waren, deaktiviert sich der Bedrohungsmodus wieder. Der Beruhigungsmodus kann aktiv werden und eine Frau beim Aufbau der Bindung zum Baby und beim Stillen unterstützen. Ganz anders verhält es sich, wenn es zu einer traumatisch erlebten Geburt kommt. Eine Traumatisierung führt dazu, dass der Bedrohungsmodus dauerhaft aktiviert ist, selbst dann noch, wenn die Geburt längst vorbei ist. Aufgrund dieser Aktivierung haben Frauen nach einer traumatisch erlebten Geburt einen blockierten Zugang zu ihrem Beruhigungsmodus und erleben wenig Gefühle von Ruhe, Sicherheit und Entspannung. Die gute Nachricht ist, dass du lernen kannst, den Beruhigungsmodus bewusst zu aktivieren. Durch gezielte Techniken und Übungen kannst du dir helfen, deine traumatisch erlebte Geburt zu verarbeiten und dich dadurch besser fühlen. Es entsteht ein neu gewonnenes Gleichgewicht innerhalb der drei Emotionsmodi.

> Nach einer traumatisch erlebten Geburt ist der Zugang zum Beruhigungsmodus oft blockiert. Glücklicherweise kann der Zugang zum Beruhigungsmodus trainiert werden!

8.2   Gedankliche Stolpersteine

Menschen können sich Gedanken und Vorstellungen zu allem Möglichen machen. Gedanken und Vorstellungen haben die Superpower, in die Zukunft und in die Vergangenheit reisen zu können. Stell dir vor, du sitzt entspannt auf deinem Balkon, genießt eine Tasse Tee und siehst dich um. Alles scheint perfekt. Doch plötzlich kommen Gedanken an ein schwieriges Gespräch auf, das morgen stattfinden soll. Trotz guter Vorbereitung fragst du dich immer wieder, ob alles gut laufen wird. Diese Gedanken machen dich zunehmend nervöser und angespannt, und es fällt dir schwer, unter diesen Umständen den Moment auf dem Balkon richtig zu genießen. Dein voraus- und rückschauendes Denken ist unglaublich nützlich. Es hilft dir dabei, Projekte erfolgreich umzusetzen, Ziele zu erreichen und aus vergangenen Erfahrungen zu lernen. Doch es hat auch seine Schattenseiten. Manchmal lässt es dich den aktuellen Moment nicht richtig genießen. Stattdessen neigst du dazu, dir Sorgen über mögliche zukünftige Ereignisse zu machen. Auch wenn du dich gerade in einem schönen und sicheren Moment befindest, können deine Gedanken dir den Eindruck vermitteln, in Gefahr zu sein. Und wenn du dich in Gefahr wähnst, dann wird dein Denken negativer und fokussiert sich mehr auf Aspekte, die Angst auslösen. Es entsteht ein Teufelskreis aus unangenehmen Gefühlen und negativen Gedanken. Abb. 8.3 zeigt, wie dieser Prozess unangenehme Gefühle und Anspannung nach einer traumatisch erlebten Geburt aufrechterhalten kann.

Unangenehme Gefühle sowie negative Gedanken und Vorstellungen können auf eine Weise zusammenwirken, die nicht hilfreich ist. Dies kann zu Teufelskreisen aus negativen Gefühlen und negativen Gedanken führen.

Nach einer traumatisch erlebten Geburt können deine Gedanken dich in deinem Bedrohungsmodus halten, indem sie dich das schlimmstmögliche Szenario ausmalen lassen («Mein Baby hätte sterben können!»), du dich selbst kritisierst («Ich habe als Mutter versagt!») oder über die Geburt nachgrübelst («Warum habe ich während der Geburt nicht anders gehandelt?»).

8.3 Die mitfühlende Haltung

Das Zusammenspiel zwischen deinen Gedanken beziehungsweise Vorstellungen und deinen Gefühlen kannst du aber auch auf eine hilfreiche Weise nutzen! Erlebst du beispielsweise ein unangenehmes Gefühl wie Angst, kannst du darauf mit einer wohlwollenden und mitfühlenden inneren Stimme reagieren. So kannst du dir zum Beispiel sagen: «Ich merke gerade, dass ich Angst habe. Es macht Sinn, dass dieses Gefühl jetzt bei mir aufkommt. Was würde mir jetzt guttun?» oder «Ich verstehe, dass dir dies jetzt Angst macht. Anderen Personen in einer ähnlichen Situation würde es vermutlich auch so gehen.» Wenn wir auf diese Weise mit unseren negativen Gefühlen umgehen, verlieren sie häufig an Intensität (s. Abb. 8.3). Wir nennen einen solchen Umgang mit Gefühlen eine *mitfühlende Haltung*. Aber was ist das eigentlich genau: eine mitfühlende Haltung? Mitgefühl ist nicht gleichzusetzen mit Mitleid. Mitleid ist die Anteilnahme an einer schwierigen – eigenen oder nicht eigenen – Erfahrung, oft mit dem Gefühl, dass die Situation oder die Person bedauernswert ist. Zum Beispiel teilt man einer Person nach einem schweren Verlust mit, dass es einem leidtut, dass sie durch so eine schwere Zeit gehen muss. Mitgefühl stellt eine tiefere Verbundenheit und Anteilnahme dar, die nicht mit einem Gefühl der Bedauernswertigkeit verbunden ist, sondern mit der Annahme, dass schwierige Erfahrungen ein normaler Teil der menschlichen Erfahrung sind. Zusätzlich geht sie mit der Motivation einher, das negative Erleben der anderen Person zu verringern. Hier würde man der Person nach dem Verlust auch sagen, dass dies bestimmt eine Erfahrung ist, die schwierig ist für sie und gleichzeitig auch nachfragen, ob es etwas gibt, was ihr jetzt guttun würde. Mitgefühl hat ein stärker verbindendes Element als Mitleid und fokussiert auch darauf, wie die Person in dieser Situation unterstützt werden könnte.

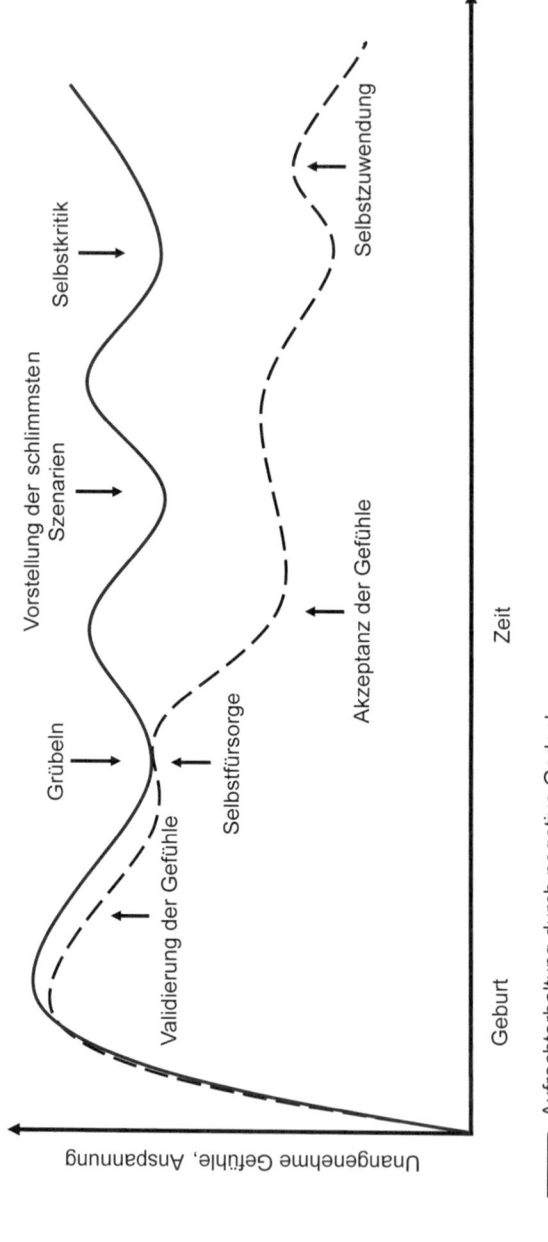

Abb. 8.3 Aufrechterhaltung und Reduktion von unangenehmen Gefühlen und Anspannung nach einer traumatisch erlebten Geburt

Eine mitfühlende Haltung bedeutet, dich dir selbst in schwierigen Zeiten zuzuwenden, dir selbst Verständnis entgegenzubringen und dich dazu zu ver-pflichten, nach Wegen zu suchen, wie es dir wieder besser gehen kann (Gil-bert 2011). Dies klingt vielleicht im ersten Moment anstrengend, doch wir machen die Erfahrung, dass es sich wirklich sehr lohnt. Nach einer trauma-tisch erlebten Geburt gibt es nachvollziehbarerweise manchmal die Hoffnung, dass die schwierigen Gefühle einfach von selbst wieder weggehen und wir des-halb versuchen, die Ereignisse der Geburt aus dem Kopf zu verbannen. Ge-legentlich gehen schwierige Gefühle auch tatsächlich von selbst wieder weg, aber sie bewusst wegzudrücken, macht sie nur stärker. Ein Topf mit kochen-dem Wasser hört auch nicht auf zu brodeln, wenn wir einen Deckel drauf-drücken. Wenn du dich deinen schwierigen Gefühlen zuwendest, diese ernst nimmst und ihnen Verständnis entgegenbringst, hilft dies häufig, dass sie sich beruhigen. Zur Zuwendung kann gehören, anzuerkennen, dass die Geburtser-fahrung wirklich schwierig war für dich und es auch heute noch ist. Du könn-test dir selbst beruhigende Worte zusprechen, wie: «Ich weiß, dass das schwie-rig für dich ist!» oder «Es tut mir so leid, dass du das erleben musstest!» Diese Art von innerer Selbstansprache kann tröstend und heilend wirken.

> Dir nach deiner traumatisch erlebten Geburt mit einer mitfühlenden inneren Haltung zu begegnen, heißt: dich deinen schwierigen Gefühlen zuzuwenden, ihnen Verständnis entgegenzubringen und dich dafür nicht zu verurteilen.

Dich mit deinen Gefühlen zu befassen, kann manchmal etwas beängstigend sein. Gelegentlich gibt es die Befürchtung, dass deine Gefühle dich über-wältigen könnten oder dass sie nicht mehr weggehen, wenn du sie zulässt. Es kann daher eine mitfühlende Handlung sein, Techniken zu lernen, die dir dabei helfen, deine Gefühle zu regulieren, zum Beispiel Atemübungen oder Körperübungen (siehe Kap. 9 und 10), und so die Angst vor den Ge-fühlen zu reduzieren. Zum Mitgefühl gehört auch, dass du dich nicht selbst verurteilst. Verurteilungen kommen oft aus dem Bedrohungsmodus und haben die Funktion, dich vor vermeintlichen Gefahren zu schützen. So kann eine Frau, die anfängt zu weinen, wenn sie von ihrer Geburt erzählt, sich innerlich für ihre Tränen verurteilen und sich sagen: «Stell dich doch nicht so an! Was denken denn die anderen von dir!» Mit der inneren Verurteilung möchte sie sich vor der Ablehnung von anderen Personen schützen. Doch dieser Selbstschutz führt nur dazu, dass sie sich noch schlechter fühlt. Zu den Gefühlen der Trauer kommen jetzt zusätzlich noch Gefühle von Scham und Unzulänglichkeit dazu. Verletzliche Gefühle wie Angst, Scham, Trauer brauchen Verständnis, Wohlwollen und Trost. Indem du dir selbst mit Mitgefühl begegnest, schaffst du einen sicheren Raum für dein Erleben und somit eine Grundlage für die Verarbeitung deiner traumatisch erlebten Geburt. Verurteilst du dich hingegen selbst, wenn du dich verletzlich fühlst, verstärkst du deine schwierigen Gefühle noch mehr. Eine mitfühlende Haltung kann dir dabei helfen, diese negativen Kreisläufe zu durchbrechen und dein emotionales Wohlbefinden nach einer traumatisch erlebten Geburt zu verbessern. In Kap. 9 lernst du anhand von konkreten Übungen, wie du deine mitfühlende Haltung stärken kannst.

Das Wichtigste in Kürze

Es gibt drei Emotionsmodi: den Bedrohungsmodus, den Antriebsmodus und den Beruhigungsmodus. Der Bedrohungsmodus reagiert auf Gefahren und schützt dich durch körperliche und emotionale Reaktionen. Nach einer traumatisch erlebten Geburt kann dieser Modus aktiviert bleiben, was zu anhaltender Angst und Anspannung führt. Der Antriebsmodus motiviert dich, Aufgaben zu bewältigen und Ziele zu erreichen. Während der Geburt kann dieser Modus hilfreich sein, indem er dich an die positiven Aspekte – wie das kommende Baby – erinnert. Wenn eine Geburt traumatisch verläuft, können die positiven Aspekte dieses Modus weniger genutzt werden, da der Bedrohungsmodus diesen überschreibt. Der Beruhigungsmodus fördert dein Wohlbefinden. Er ist für Erholung und Bindung zu anderen Menschen wichtig. Dieser Modus hilft dir, dich nach einer Geburt zu erholen. Der Zugang zu diesem Modus ist aber nach einer traumatisch erlebten Geburt aufgrund der erhöhten Aktivierung des Bedrohungsmodus erschwert, wenn nicht sogar blockiert. Eine mitfühlende Haltung gegenüber dir selbst kann bei der Verarbeitung traumatischer Geburtserfahrungen hilfreich sein. Das bedeutet, dir selbst mit Verständnis und Fürsorge zu begegnen, um so den Verarbeitungsprozess zu unterstützen.

Literatur

Gilbert P (2011) Mitgefühl: Wie wir Mitgefühl nutzen können, um Glück und Selbstakzeptanz zu entwickeln und es uns wohl sein zu lassen (1. Aufl). Arbor-Verl

Gilbert P, Choden (2013) Mindful compassion. Robinson Publishing

Hoekzema E, Barba-Müller E, Pozzobon C, Picado M, Lucco F, García-García D, Soliva JC, Tobeña A, Desco M, Crone EA, Ballesteros A, Carmona S, Vilarroya O (2017) Pregnancy leads to long-lasting changes in human brain structure. Nat Neurosci 20(2):287–296. https://doi.org/10.1038/nn.4458. 10.1038/nn.4458

Hoekzema E, Tamnes CK, Berns P, Barba-Müller E, Pozzobon C, Picado M, Lucco F, Martínez-García M, Desco M, Ballesteros A, Crone EA, Vilarroya O, Carmona S (2020) Becoming a mother entails anatomical changes in the ventral striatum of the human brain that facilitate its responsiveness to offspring cues. Psychoneuroendocrinology 112:104507. https://doi.org/10.1016/j.psyneuen.2019.104507. 10.1016/j.psyneuen.2019.104507

Pearson RM, Lightman SL, Evans J (2009) Emotional sensitivity for motherhood: Late pregnancy is associated with enhanced accuracy to encode emotional faces. Horm Behav 56(5):557–563. https://doi.org/10.1016/j.yhbeh.2009.09.013. 10.1016/j.yhbeh.2009.09.013

Taylor SE, Klein LC, Lewis BP, Gruenewald TL, Gurung RA, Updegraff JA (2000) Biobehavioral responses to stress in females: Tend-and-befriend, not fight-or-flight. Psychol Rev 107(3):411–429. https://doi.org/10.1037/0033-295x.107.3.411. 10.1037/0033-295x.107.3.411

9

Selbsthilfe 1: Vom Bedrohungsmodus zum Beruhigungsmodus

Inhaltsverzeichnis

In diesem Kapitel erfährst du, wie du deine Geburtserfahrung besser einordnen und verarbeiten kannst – ganz besonders dann, wenn sie belastend oder sogar traumatisch war. Du lernst, wie du die verstärkte Aktivierung deines Bedrohungsmodus reduzieren kannst und wie du wieder mehr Zugang zu deinem Beruhigungsmodus findest.

Ergänzende Information Die elektronische Version dieses Kapitels enthält Zusatzmaterial, auf das über folgenden Link zugegriffen werden kann https://doi.org/10.1007/978-3-662-72027-1_9. Die Videos lassen sich durch Anklicken des DOI Links in der Legende einer entsprechenden Abbildung abspielen, oder indem Sie diesen Link mit der SN More Media App scannen.

9.1   So kannst du die Verarbeitung deiner Geburt unterstützen

Nach einem traumatischen Ereignis ist es das Wichtigste, einen Ort zu finden, an dem du dich sicher fühlst. Für viele Frauen ist dieser Ort nach einer belastenden oder traumatisch erlebten Geburt das eigene Zuhause. Wenn du jedoch noch im Krankenhaus bleiben musst, kann dir ein Stück Zuhause helfen, dieses Sicherheitsgefühl zu stärken – etwa durch ein vertrautes Kissen, ein Foto oder einen angenehmen Raumduft. Erst wenn du dich wieder einigermaßen sicher fühlst, kannst du damit beginnen, dich mit dem Erlebten auseinanderzusetzen. Aber: Das hat Zeit. Direkt nach der Geburt ist dein Körper damit beschäftigt, sich zu erholen, du musst dich um dein Baby kümmern, Nachsorgetermine wahrnehmen, mit hormonellen Veränderungen klarkommen und dich emotional auf dein neues Leben einstellen. Es ist also völlig normal, wenn du Zeit brauchst, bis du bereit bist, dich dem Trauma zu widmen. Wichtig ist, dass du dich nicht unter Druck setzt. Viele Symptome, die nach einer traumatisch erlebten Geburt auftreten, gehen von selbst wieder weg. Es ist bekannt, dass fast die Hälfte der Patient:innen mit einer voll ausgeprägten posttraumatischen Belastungsstörung (PTBS) auch ohne Therapie eine Verbesserung ihrer Symptomatik zeigt (Morina et al. 2014).

> Nach einer traumatisch erlebten Geburt ist es wichtig, dass du dich an einen Ort begibst, an dem du dich sicher fühlst! Wenn du genügend Ressourcen dafür hast, kannst du mit der Verarbeitung des Traumas beginnen. Setze dich diesbezüglich aber nicht unter Druck! Nach einer Geburt stehen so viele Sachen an, dass es häufig etwas Zeit braucht, bis sich dafür der geeignete Moment findet!

Eine traumatische Erfahrung kann auf unterschiedliche Weise verarbeitet werden. Manche Menschen setzen sich bewusst mit dem Erlebten auseinander, indem sie darüber nachdenken, mit vertrauten Personen sprechen oder die Erfahrung aufschreiben. Gleichzeitig arbeitet unser Gehirn oft auch ganz automatisch an der Verarbeitung, zum Beispiel im Schlaf, wenn wir träumen. Weil traumatische Erinnerungen jedoch oft mit überwältigenden Gefühlen wie Ohnmacht, Hilflosigkeit, Angst, Wut oder Scham verbunden sind, ist es ganz verständlich, dass viele versuchen, das Erlebte wegzuschieben oder zu verdrängen (Slade et al. 2022). Man möchte es vergessen oder so tun, als wäre es nie passiert. Doch genau das kann die Verarbeitung behindern. Sich behutsam mit der Geburtserfahrung auseinanderzusetzen, kann dir helfen, das Geschehene besser zu verstehen und anzunehmen. Es wird greifbarer – und du kannst erkennen, dass das Ereignis in der Vergangenheit liegt. Viele Frauen fühlen sich nach einer traumatisch erlebten Geburt schuldig oder schämen sich und haben den Eindruck, sie hätten versagt. Doch mit der Zeit und im Prozess der Verarbeitung wird oft klar: Du trägst keine Schuld an dem, was passiert ist. Im Zentrum einer hilfreichen Verarbeitung steht die Entwicklung einer mitfühlenden Haltung – dir selbst und der Geburt gegenüber. Wie du diese vertieft entwickeln kannst, lernst du in Kap. 10. Für den Moment ist es wichtig, dir bewusst zu machen, dass nach einer traumatisch erlebten Geburt vermehrt der Bedrohungsmodus aktiv ist, was beeinflusst, wie du dich und die Welt um dich herum wahrnimmst. Vom Bedrohungsmodus beeinflusste Gedanken, Gefühle und Aufmerksamkeit können wiederum verstärkt deinen Bedrohungsmodus aktivieren. Du verurteilst dich vielleicht eher dafür, wie die Geburt verlaufen ist, fokussierst auf die Aspekte, die dir starke Angst gemacht haben, oder zweifelst an deiner Fähigkeit, eine gute Mutter zu sein. Sobald du wieder einen besseren Zugang zum Beruhigungsmodus hast, kannst du mit einem verständnisvolleren und fürsorglicheren Blick auf deine traumatisch erlebte Geburt schauen. Wie hilfreich das Teilen der Geburtserfahrung sein kann, zeigt dir das Praxisbeispiel von Eva. Es macht deutlich, wie entlastend es sein kann, das Erlebte auszusprechen und damit einen wichtigen Schritt in Richtung Verarbeitung zu gehen.

Praxisbeispiel

Eva hatte sich gewünscht, ihre Tochter in einem Geburtshaus zur Welt zu bringen – in einer ruhigen, geschützten Umgebung. Als in der 42. Schwangerschaftswoche schließlich die Wehen einsetzten und regelmäßig wurden, machte sie sich auf den Weg dorthin. Doch nach der ersten Untersuchung kam die überraschende Nachricht: Trotz starker und regelmäßiger Wehen hatte sich der Muttermund nicht geöffnet. Die Hebammen rieten ihr dringend, ins Krankenhaus zu fahren. Für Eva war das ein Schock. Damit hatte sie überhaupt nicht gerechnet und die plötzliche Wendung überforderte sie. Im Krankenhaus bekam sie ein Medikament, das die Wehen weiter verstärken sollte – aber auch das brachte keine Veränderung. Die Schmerzen wurden heftiger, und obwohl Eva sich ursprünglich gegen eine PDA (Periduralanästhesie) entschieden hatte, konnte sie sich irgendwann nicht mehr vorstellen, die Schmerzen weiterhin auszuhalten. Also willigte sie schließlich ein. Als sich dann auch noch die Herzfrequenz ihres Babys verschlechterte, wurde ein Notkaiserschnitt durchgeführt. Eva hatte während der gesamten Geburt das Gefühl, keine Kontrolle mehr zu haben. Sie fühlte sich den Ereignissen ausgeliefert – als würde alles einfach mit ihr passieren, ohne dass sie mitentscheiden konnte. Besonders schwierig war für Eva, dass alte Erinnerungen wach wurden: Vor der Schwangerschaft hatte sie bereits mehrere belastende Situationen erlebt, an die sie nun während der Geburt ungewollt erinnert wurde. Nach der Geburt entwickelte sie eine depressive Verstimmung. Sie fühlte sich ihrer Tochter gegenüber schuldig, weil sie den Eindruck hatte, ihr mit dem Notkaiserschnitt keinen guten Start ins Leben ermöglicht zu haben. Gleichzeitig sagte sie sich immer wieder: «Wir sind doch gesund – also müsste doch eigentlich alles in Ordnung sein.» Doch das reichte nicht, um sich besser zu fühlen. Aus Scham sprach sie mit niemandem über ihre Geburt, auch nicht mit ihrer Mutter. Sie mied Krankenhausbilder im Fernsehen und Zeitungsberichte über medizinische Themen – zu schmerzhaft war die Erinnerung. Erst als eine Freundin sie zu einem Gruppentreffen für Mütter einlud, in dem offen über Geburtserfahrungen gesprochen wurde, begann sich etwas zu verändern. Eva merkte, dass sie nicht allein war mit ihrer Erfahrung. Es tat gut, über die Geburt zu sprechen und verstanden zu werden. Eva fing an, sich ihren Gefühlen zu stellen, sprach mit weiteren Vertrauenspersonen und entschied sich schließlich auch für eine Psychotherapie. In den ersten Sitzungen erlebte sie bereits eine deutliche Erleichterung: Die intensiven Gefühle waren zwar noch da, aber sie fühlte sich nicht mehr so von ihnen überwältigt. Schritt für Schritt konnte Eva beginnen, das Erlebte zu integrieren.

9.2   Reduktion des Bedrohungsmodus

Im Bedrohungsmodus wird deine Atmung schneller und flacher, deine Muskeln spannen sich an – dein Körper macht sich bereit, zu kämpfen oder zu fliehen. Um diesen Alarmzustand wieder herunterzufahren, kannst du gezielt Signale an deinen Körper senden, die ihm sagen: «Es ist okay, du bist jetzt in Sicherheit.» Wie du das machst? Indem du das Gegenteil von dem machst, was im Stress passiert. Atme bewusst langsamer und tiefer ein und aus, entspanne ganz gezielt deine Schultern, deinen Kiefer oder deine Hände, führe Alltagshandlungen in einem langsameren Tempo durch. Auch eine aufrechte Körperhaltung kann dir helfen, dich innerlich stabiler und kraftvoller zu fühlen. Ein weiterer kleiner, aber wirkungsvoller Trick ist, einen freundlichen Gesichtsausdruck anzunehmen. Selbst ein sanftes Lächeln – auch wenn es sich anfangs noch ungewohnt anfühlt – kann eine beruhigende Wirkung haben. Forschende konnten zeigen, dass unsere Mimik unser inneres Erleben beeinflussen kann – ein Phänomen, das als *Facial-Feedback-Hypothese* bekannt ist (Coles et al. 2019). Einfach gesagt: Wenn du lächelst, fühlt sich auch deine Gefühlswelt ein kleines bisschen freundlicher an. Wie du all das in einer alltagstauglichen Übung umsetzen kannst, erfährst du in der Übung *Meinen Bedrohungsmodus herunterfahren*. Dort findest du eine Schritt-für-Schritt-Anleitung. Und falls du lieber mit einer gesprochenen Anleitung übst, kannst du dir unter Abb. 9.1 eine passende Audiodatei anhören. Alternativ kannst du dir die Übung auch selbst vorlesen und aufnehmen.

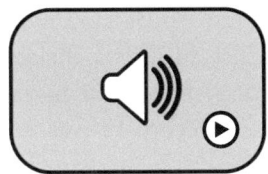

Abb. 9.1 ▸ Meinen Bedrohungsmodus herunterfahren ▸ https://doi.org/10.1007/000-hpe

Übung: Meinen Bedrohungsmodus herunterfahren

Suche dir einen Platz, an dem du dich wohlfühlst. Du kannst diese Übung im Sitzen oder im Stehen durchführen. Nimm eine Körperhaltung ein, in der du dich sicher, stabil und offen fühlst. Stelle deine Füße etwa schulterbreit auf den Boden und spüre den Kontakt mit diesem. Vielleicht kannst du wahrnehmen, dass der Boden dich trägt und dass dich der Kontakt zum Boden ein kleines bisschen erdet.

Richte nun deine Aufmerksamkeit auf deinen Rücken und deine Schultern. Stelle dir vor, wie aus deinem Kopf ein Faden nach oben zieht – ganz sanft, als würde dich jemand liebevoll aufrichten. Achte darauf, dass deine Schultern dabei locker bleiben. Lasse sie bewusst ein Stückchen tiefer sinken.

Nun richte deinen Fokus auf dein Gesicht. Versuche, einen freundlichen, sanften Gesichtsausdruck einzunehmen – so, als würdest du einem geliebten Menschen zulächeln. Vielleicht hilft es dir, dabei kurz an jemanden zu denken, den du magst. Spüre hinein, wie sich dieser Gesichtsausdruck für dich anfühlt.

Komme als Nächstes mit deiner Aufmerksamkeit zu deinem Atem. Nimm dir einen Moment Zeit, deinen Atemrhythmus zu erkunden. Gibt es eine Art zu atmen, die sich beruhigend anfühlt? Vielleicht atmest du ein bisschen tiefer und langsamer als sonst. Probiere es einfach in deinem eigenen Tempo aus. Falls du zwischendurch abgelenkt wirst, bringe deine Aufmerksamkeit sanft wieder zurück zu deiner Atmung, ohne Druck, ganz freundlich mit dir selbst. Nimm dir etwa eine Minute Zeit, um deinen beruhigenden Atemrhythmus zu finden.

Wenn du magst, beobachte, wie sich dein Körper beim Ausatmen entspannt und sich vielleicht ein kleines bisschen schwerer anfühlt.

Du kannst deinen Atem auch mit inneren Worten begleiten. Vielleicht fühlt es sich gut an, beim Ausatmen still Wörter wie «sicher», «geborgen» oder «ruhig» zu sagen – oder ein anderes Wort, das dir ein wohliges Gefühl gibt. Stelle dir vor, du sagst es mit einer liebevollen, warmen Stimme – so, wie du vielleicht mit jemandem sprichst, den du ganz besonders gernhast.

Diese Übung kannst du jeden Tag für fünf bis zehn Minuten durchführen. Und wenn sich das im Moment noch zu lang anfühlt, ist das völlig in Ordnung. Beginne einfach mit ein bis zwei Minuten und schau, ob du die Dauer nach und nach steigern möchtest. Es geht nicht darum, etwas richtig zu machen – sondern darum, freundlich mit dir selbst zu sein.

Wie geht es dir nach der Übung? Spüre kurz in dich hinein: Was nimmst du in deinem Körper wahr? Fühlst du dich vielleicht etwas ruhiger, klarer oder leichter? Oder merkst du, dass sich noch nicht viel verändert hat? Wenn sich in deinem Inneren noch keine echte Entspannung eingestellt hat, ist das völlig okay. Hab Geduld mit dir. Es ist ganz normal, dass der Zugang zu solchen Übungen gerade dann schwerfällt, wenn man besonders angespannt oder gestresst ist. Dein Körper und dein Nervensystem brauchen einfach ein bisschen Zeit, um sich auf dieses neue Erleben einzulassen. Aber: Dranbleiben lohnt sich. Wie bei allem, was man neu lernt, braucht es Übung und ein bisschen Ausdauer – und jede noch so kleine Veränderung ist ein Schritt in die richtige Richtung. Vielleicht hast du jedoch auch das Gefühl, dass diese Art von Übung (noch) nicht ganz zu dir passt – das ist genauso in Ordnung. Du könntest stattdessen eine andere Übung ausprobieren, die dir möglicherweise eher entspricht. Eine davon stellen wir dir gleich vor. Sie heißt *Beruhigende Farbe und Berührung*. Unter Abb. 9.2 findest du eine passende Audiodatei zu dieser Übung. Alternativ kannst du dir die Übung auch selbst vorlesen und aufnehmen.

Übung: Beruhigende Farbe und Berührung

Mach es dir an einem Ort bequem – egal ob im Sitzen oder im Stehen. Nimm eine aufrechte und entspannte Haltung ein. Vielleicht hilft dir das Bild einer Haltung, die sowohl würdevoll als auch offen ist. Finde nun einen Atemrhythmus, der sich für dich beruhigend und angenehm anfühlt. Wenn du magst, nimm dabei einen freundlichen Gesichtsausdruck an – so, als würdest du einem lieben Menschen zulächeln.
Stelle dir jetzt eine Farbe vor, die du mit Wärme, Freundlichkeit oder Geborgenheit verbindest. Das kann jede Farbe sein – vielleicht ein sanftes Rosa, ein warmes Gold oder ein ruhiges Blau. Lass diese Farbe wie ein Licht oder einen sanften Nebel um dich herum erscheinen – so, als würde sie dich einhüllen und liebevoll begleiten. Spüre einmal hin: Wie fühlt es sich an, von dieser Farbe umgeben zu sein? Jetzt stelle dir vor, wie diese Farbe langsam in deinen Körper hineinfließt. Sie verteilt sich Stück für Stück und bringt Freundlichkeit, Wärme und unterstützende Kraft mit sich.

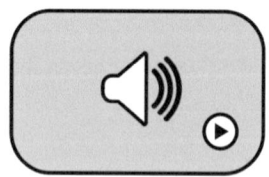

Abb. 9.2 Beruhigende Farbe und Berührung ▸ https://doi.org/10.1007/000-hpd

Falls du dabei bemerkst, dass du innerlich etwas zurückhaltend oder skeptisch wirst, ist das ganz normal. Du musst nichts erzwingen. Nimm den Widerstand einfach wahr – und lenke dann freundlich deine Aufmerksamkeit wieder zurück zu dieser wohltuenden Farbe, die dich umsorgt.

Vielleicht gibt es noch eine Berührung, die dir guttun würde. Das kann zum Beispiel sein:

- eine oder beide Hände flach auf dein Herz zu legen,
- eine Hand aufs Herz und eine auf deinen Bauch zu legen,
- eine Hand in die andere zu legen, so als würdest du dich selbst an die Hand nehmen,
- dich selbst liebevoll zu umarmen, indem du deine rechte Hand auf deinen linken unteren Rippenbogen legst und deine linke Hand auf deinen rechten Oberarm.

Wähle die Geste, die sich für dich stimmig und tröstlich anfühlt – etwas, das für dich Nähe, Wärme oder Mitgefühl ausdrückt.

Stelle dir nun vor, wie dich diese freundliche Farbe zusammen mit der Berührung liebevoll umsorgt. Sie ist einfach da – ganz zugewandt, ganz unterstützend. Nimm ein paar ruhige Atemzüge und nimm einfach wahr, wie es sich anfühlt, auf diese sanfte Weise gehalten und gestärkt zu werden. Diese Übung kannst du täglich fünf bis zehn Minuten durchführen. Und wenn sich das erst mal zu lang anfühlt, dann fang ganz klein an – eine oder zwei Minuten reichen völlig. Du kannst die Übung jederzeit anpassen, so wie es dir gerade guttut.

Wie fühlst du dich nach dieser Übung? Was nimmst du in deinem Körper wahr? Fühlst du dich ähnlich wie nach der Übung *Meinen Bedrohungsmodus herunterfahren?* Oder nimmst du eine andere Qualität der Beruhigung wahr? Du kannst dir die Elemente aussuchen, die für dich am besten passen (Körperhaltung, Gesichtsausdruck, beruhigendes Atmen, beruhigende Farbe, Berührung) und kannst die Elemente je nach Situation auch anpassen. Brauchst du gerade eher Stärke und Kraft, kann die aufrechte Körperhaltung sehr hilfreich sein. Wenn du eher Trost brauchst, tut dir vielleicht eine Berührung besonders gut.

Deinen persönlichen Geburtsbericht erstellen

Das detaillierte Aufschreiben deiner Geburt kann ein weiterer hilfreicher Schritt sein, um das Erlebte zu verarbeiten und belastende Gefühle besser zu verstehen. Notiere dir Schritt für Schritt: Was ist wann passiert? Wie hast du dich dabei gefühlt? Was hat dich bewegt, vielleicht auch überfordert? Manche Menschen finden es hilfreich, den eigenen Geburtsbericht im Anschluss einer vertrauten Person – zum Beispiel dem Partner oder der Partnerin – vorzulesen. Wichtig ist: Nimm dir dafür Zeit und gehe diesen Schritt erst dann, wenn du dich innerlich bereit fühlst. Sorge für einen geschützten Rahmen – idealerweise ist dein Baby währenddessen gut betreut, sodass du dich ganz auf dich selbst konzentrieren kannst. Wenn du möchtest, kannst du dich vor dem Schreiben mit einer der Übungen zur Reduktion des Bedrohungsmodus vorbereiten. Das hilft, dein inneres Stresssystem zu regulieren, sodass du besser gewappnet bist, falls beim Schreiben intensive Gefühle auftauchen.

Mehr Informationen zur Geburt einholen

Manchmal fehlen bestimmte Informationen, um das Geburtserlebnis besser einordnen zu können. Vielleicht fragst du dich, warum bestimmte Entscheidungen getroffen wurden, oder möchtest genauer verstehen, was medizinisch passiert ist. In solchen Fällen kann es sehr hilfreich sein, den Geburtsbericht bei der Klinik, dem Geburtshaus oder den betreuenden Fachpersonen (z. B. Hebammen oder Ärzt:innen) anzufordern. Auch ein Nachgespräch mit dem geburtshelfenden Team kann wertvoll sein. Dabei geht es nicht nur um medizinische Fakten – oft ist es ebenso wichtig, darüber sprechen zu können, wie du dich während der Geburt gefühlt hast. Was hat dich verunsichert? Was hat für dich nicht gestimmt? Deine Perspektive zählt, und es kann heilsam sein, diese rückblickend zu teilen.

Den Ort der Geburt besuchen

Wenn allein die Vorstellung, den Ort der Geburt erneut zu besuchen, starke negative Gefühle in dir auslöst, kann es hilfreich sein, diesen Ort bewusst noch einmal aufzusuchen. Natürlich nur, wenn du dich dazu bereit fühlst. Du musst diesen Schritt nicht alleine gehen – nimm eine vertraute Person mit. Versuche, die Gefühle, die in dir aufsteigen, einfach da sein zu lassen. Beobachte, wie sie sich verändern – oft werden sie nach einiger Zeit weniger intensiv. Wenn wir uns intensiven Emotionen bewusst zuwenden, lassen sie in der Regel nach etwa 20 bis 30 Minuten spürbar nach (Hoffmann und Hofmann 2018). Manchen Menschen hilft es, sich vor einem solchen Schritt gezielt in Selbstmitgefühl zu üben – das kann Sicherheit und innere Stärke geben. In Kap. 10 findest du Übungen, die dich dabei unterstützen. Es ist wichtig, dass du den Ort der Geburt nur dann besuchst, wenn du dich innerlich stabil genug dafür fühlst. Solltest du unter starken Symptomen wie Panikattacken oder Flashbacks leiden, empfehlen wir dir, diesen Prozess gemeinsam mit einer psychotherapeutischen Fachperson zu gestalten.

9.3   Stärkung des Beruhigungsmodus

Um eine traumatisch erlebte Geburt zu verarbeiten, ist es hilfreich, deinem Körper und deiner Psyche zu signalisieren, dass du jetzt in Sicherheit bist. Das gelingt unter anderem, indem du lernst, deinen Bedrohungsmodus zu beruhigen und deinen Beruhigungsmodus zu aktivieren. Der Beruhigungsmodus hilft dir, dich sicher, geborgen und innerlich ruhiger zu fühlen. Wenn du dich mit deiner Geburtserfahrung beschäftigst, können dich Gefühle wie Angst, Wut oder Scham plötzlich überfluten. Dann ist es hilfreich, dich selbst zu beruhigen, indem du zum Beispiel die Übung *Meinen Bedrohungsmodus herunterfahren* oder *Beruhigende Farbe und Berührung* machst. Du kannst diese Übungen aber auch einfach so regelmäßig machen, um bewusst deinen Beruhigungsmodus zu trainieren. Je häufiger er aktiviert wird, desto einfacher ist er zugänglich! Die Aktivierung deines Beruhigungsmodus hilft dir dabei, mehr Kontrolle über deine Gefühlswelt zu bekommen, und stärkt dein Vertrauen, dass du deine Gefühle bewältigen kannst. Neben den genannten Übungen zur Aktivierung des Beruhigungsmodus ist es wichtig, regelmäßig Zeiten einzuplanen, in denen du dich wohlfühlen und zur Ruhe kommen kannst. Das können kleine Dinge sein – etwa ein Spaziergang mit einer Freundin, ein warmes Bad oder einfach ein paar Minuten Ruhe auf dem Sofa. Wichtig ist, dass diese Aktivitäten nicht noch eine Aufgabe auf deiner To-do-Liste sind, sondern dir wirklich guttun und dir ein Gefühl von Entspannung und Geborgenheit geben. Es sollen Momente sein, in denen du den Eindruck hast, du kannst genau das tun, was du gerade tun möchtest.

> **Mögliche Tätigkeiten, die deinen Beruhigungsmodus aktivieren können**
>
> - Dich mit einer vertrauten Person treffen und dich austauschen
> - Dir Zeit für dich selbst nehmen und dich erholen («nichts tun!»)
> - Ein Bad nehmen
> - Entspannungsübungen durchführen
> - In der Natur spazieren gehen
> - Einen Tee trinken
> - Sonnenstrahlen auf dem Gesicht spüren
> - Auf dem Sofa entspannen

Gerade im Übergang zur Mutterschaft ist es nicht immer einfach, solche Momente für sich zu finden. Du hast weniger Zeit für dich und vielleicht hat sich dein Körpergefühl verändert. Aktivitäten, die früher angenehm waren, fühlen sich jetzt möglicherweise eher belastend an. Deshalb geht es nicht darum, genau mit dem weiterzumachen, was dir früher geholfen hat – sondern neu herauszufinden, was dir jetzt guttut. Merkst du, dass du dich eher gestresst fühlst, weil du «jetzt auch noch entspannen solltest», dann ist vielleicht nicht der Beruhigungsmodus, sondern der Antriebsmodus oder sogar der Bedrohungsmodus aktiv. In solchen Momenten hilft es, innezuhalten und dich zu fragen: «Was würde mir jetzt wirklich guttun, ohne dass ich etwas leisten muss?»

Im Folgenden ist noch einmal zusammengefasst, was dir dabei helfen kann, eine traumatisch erlebte Geburt zu verarbeiten.

Hilfreiche Strategien zur Verarbeitung einer traumatisch erlebten Geburt

Im Außen

- Mit anderen über die Geburt sprechen
- Den Geburtsbericht bei den Geburtshelfer:innen anfordern
- Das Gespräch mit den Geburtshelfer:innen suchen
- Den Ort der Geburt aufsuchen
- Aktivitäten durchführen, die den Beruhigungsmodus aktivieren

Im Inneren

- Einen persönlichen Geburtsbericht schreiben
- Übungen durchführen, die den Bedrohungsmodus reduzieren und den Zugang zum Beruhigungsmodus verstärken
- Dir mit Mitgefühl begegnen

Das Wichtigste in Kürze

Über die traumatisch erlebte Geburt zu sprechen oder diese aufzuschreiben, hilft bei deren Verarbeitung. Du kannst die Verarbeitung einer traumatisch erlebten Geburt unterstützen, indem du dich den schwierigen Gefühlen zuwendest und deinen Bedrohungsmodus beruhigst. Die bewusste und regelmäßige Aktivierung des inneren Beruhigungsmodus (siehe auch Kap. 11, Übung *Sicherer Ort*) ist für die Verarbeitung einer traumatisch erlebten Geburt hilfreich.

Literatur

Coles NA, Larsen JT, Lench HC (2019) A meta-analysis of the facial feedback literature: Effects of facial feedback on emotional experience are small and variable.
Psychol Bull 145(6):610–651. https://doi.org/10.1037/bul0000194

Hoffmann N, Hofmann B (2018) Expositionszentrierte Verhaltenstherapie bei Ängsten und Zwängen (4., überarbeitete Auflage). Beltz Verlag

Morina N, Wicherts JM, Lobbrecht J, Priebe S (2014) Remission from post-
traumatic stress disorder in adults: A systematic review and meta-analysis of
long term outcome studies. Clin Psychol Rev 34(3):249–255. https://doi.
org/10.1016/j.cpr.2014.03.002

Slade P, Murphy A, Hayden E (2022) Identifying post-traumatic stress disorder after childbirth. BMJ (Clinical Research Ed.) 377:e067659. https://doi.
org/10.1136/bmj-2021-067659

10

Selbsthilfe 2: Stärkung der mitfühlenden Haltung

Inhaltsverzeichnis

> In diesem Kapitel lernst du, dich selbst liebevoll zu unterstützen. Gefühle wie Selbstkritik, Scham oder Schuld können den Umgang mit einer traumatisch erlebten Geburt erschweren. Wir zeigen dir, wie du dir mit Mitgefühl begegnen kannst.

Wie in Kap. 8 beschrieben, kann dir eine mitfühlende Haltung dabei helfen, mit schwierigen Gefühlen des Bedrohungsmodus umzugehen. Sie hilft dir dabei, diesen Gefühlen mit Empathie, Verständnis und Akzeptanz zu begegnen. Wir möchten dich dazu einladen, mit einer Art *Mitgefühlsbrille* auf

---

Ergänzende Information Die elektronische Version dieses Kapitels enthält Zusatzmaterial, auf das über folgenden Link zugegriffen werden kann https://doi.org/10.1007/978-3-662-72027-1_10. Die Videos lassen sich durch Anklicken des DOI Links in der Legende einer entsprechenden Abbildung abspielen, oder indem Sie diesen Link mit der SN More Media App scannen.

O. Bolt und A. Häne, *Traumatisch erlebte Geburt,*
https://doi.org/10.1007/978-3-662-72027-1_10

deine Geburtserfahrung zu blicken. Diese Brille hilft dir, schwierige Gefühle mit mehr Freundlichkeit und Verständnis zu betrachten – statt mit Härte oder Selbstvorwürfen. Es kann auch hilfreich sein, ein Bewusstsein dafür zu entwickeln, in welchen Momenten du mit anderen Brillen auf deine Geburtserfahrung blickst, zum Beispiel mit der *Kritikerbrille* (Bedrohungsmodus), die alles hinterfragt, oder mit der *Leistungsbrille* (Antriebsmodus), die dich antreibt, immer funktionieren zu müssen. Dir mit Mitgefühl zu begegnen, heißt, offen zu sein für die schwierige Geburtserfahrung, die du gemacht hast, und allen Gefühlen, die damit einhergehen, Raum zu geben. Es heißt auch, dir Verständnis und Fürsorge entgegenzubringen. Dir selbst mitfühlend zu begegnen, heißt außerdem, dich damit auseinanderzusetzen, was dir jetzt guttun würde. Und wenn du das Gefühl hast, du hättest etwas «falsch gemacht», kann dir das Aufsetzen deiner Mitgefühlsbrille helfen, deine Wahrnehmungen und Reaktionen nachzuvollziehen.

10.1 Dein mitfühlendes Selbst entwickeln

Mitgefühl ist nicht nur etwas, das wir anderen entgegenbringen können – es ist auch eine innere Haltung, die wir uns selbst schenken können. Besonders nach einer traumatisch erlebten Geburt kann diese mitfühlende Haltung dabei helfen, dass du dich wieder sicherer und geborgener fühlst. Denn wenn du dich selbst mit Freundlichkeit und Verständnis behandelst, unterstützt du damit deinen inneren Beruhigungsmodus. Vielleicht fragst du dich: Wie fühlt sich Mitgefühl mit mir selbst eigentlich an? Manchmal kann es helfen, sich eine mitfühlende Person aus einem Film, einem Buch oder dem echten Leben vorzustellen. Das kann zum Beispiel eine ältere, weise Frau sein, die Wärme, Geduld, echtes Interesse, Vertrauen und Stärke verkörpert. Du kannst dir vorstellen, dass du wie eine Schauspielerin in eine Rolle schlüpfst – und in dieser Rolle trittst du dir mit Mitgefühl und Fürsorge entgegen. So übst du, eine neue Haltung dir selbst gegenüber einzunehmen. Mitgefühl mit dir zu haben bedeutet: Du begegnest dir mit Freundlichkeit, du nimmst dich ernst, und du versuchst dich zu unterstützen, wenn etwas schwierig ist. Und ja, das heißt manchmal auch, dass du dich unangenehmen Gefühlen wie Angst, Wut oder Scham zuwendest. Denn: Mitgefühl ist auch Stärke. Es bedeutet ganz und gar nicht, alles schönzureden, sondern, im Gegenteil, den Mut zu haben, hinzuschauen – und gleichzeitig zu wissen: «Ich bin mehr als dieses Gefühl. Ich bin nicht nur meine Angst, meine Schuld, meine Scham.» Mitgefühl bedeutet auch, dir selbst zu sagen: «Ich bin da für mich. Ich sorge dafür, dass es mir besser geht. Ich lasse mich nicht im Stich.» Diese Haltung braucht häufig Übung – und auch Verständnis für das eigene Erleben. Denn vieles, was in uns passiert, haben wir uns nicht selbst ausgesucht. Unser Gehirn funktioniert auf eine bestimmte Weise und manchmal verheddert es sich – wie in Kap. 8 beschrieben – in nicht hilfreichen Mustern: Ein unangenehmes Gefühl wie Scham taucht auf und wir reagieren mit Selbstkritik. Das verstärkt das unangenehme Gefühl – ein Teufelskreis entsteht. Wenn du jedoch verstehst, was da passiert, kannst du anfangen, diesen Kreislauf mit einer Haltung der Freundlichkeit und Verantwortungsübernahme für dich selbst zu durchbrechen. Denn: Es ist wichtig, deine Empfindungen ernst zu nehmen und dennoch auch Verantwortung für deine Selbstfürsorge zu übernehmen. In der Übung *Dein mitfühlendes Selbst nach einer traumatisch erlebten Geburt stärken* kannst du deine mitfühlende Haltung dir selbst gegenüber trainieren. Falls du lieber mit einer gesprochenen Anleitung übst, kannst du dir unter Abb. 10.1 eine passende Audiodatei anhören. Du kannst dir die Übung auch selbst vorlesen und aufnehmen.

Übung: Dein mitfühlendes Selbst nach einer traumatisch erlebten Geburt stärken

Setze dich in eine bequeme, aufrechte Haltung – so, dass du dich geerdet und stark fühlst. Deine Füße stehen fest auf dem Boden, dein Rücken ist gerade, dein Gesichtsausdruck ist freundlich. Lass deinen Atem langsamer und tiefer werden – so, wie es sich für dich beruhigend anfühlt.

Jetzt stelle dir vor, du schlüpfst wie eine Schauspielerin in die Rolle einer mitfühlenden Person. Welche Eigenschaften hast du, wenn du mitfühlend bist? Wahrscheinlich wärst du warmherzig, verständnisvoll, mutig und zugleich fürsorglich. Du würdest nicht wegschauen, wenn etwas schwierig wird – sondern dich liebevoll und aktiv darum kümmern. Als mitfühlende Person hättest du ein tiefes Verständnis dafür, wie der Mensch funktioniert. Du wüsstest zum Beispiel, dass unser Gehirn sehr komplex ist, und dass sich negative Gedanken und Gefühle wechselseitig verstärken. Du wüsstest auch, dass du dir vieles in deinem Leben nicht selbst ausgesucht hast: deine Gene, deine Kindheit, dein Umfeld, deine Erfahrungen. Und trotzdem prägt all das die Art und Weise, wie du heute fühlst und denkst. Dieses Wissen hilft dir dabei, dich selbst besser

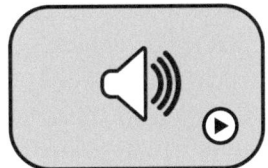

Abb. 10.1   Dein mitfühlendes Selbst nach einer traumatisch erlebten Geburt stärken
▸ https://doi.org/10.1007/000-hpg

zu verstehen und dich liebevoll anzunehmen, anstatt dich zu verurteilen. Und gleichzeitig ermutigt es dich, Verantwortung für dein eigenes Wohlbefinden zu übernehmen. So wie ein Garten regelmäßige Pflege braucht, braucht auch deine innere Welt liebevolle Aufmerksamkeit.

Als mitfühlendes Selbst wärst du stark. Du würdest dich Herausforderungen stellen, auch wenn diese unangenehme Gefühle mit sich bringen. Du wärst in der Lage, diese schwierigen Gefühle auszuhalten, weil du weißt, dass sie Teil des Lebens sind und dich nicht komplett definieren. Spüre jetzt diese innere Stärke: in deiner Haltung, deinem Atem, deinen Füßen auf dem Boden. Und stelle dir jetzt vor, dass du dir aus tiefstem Herzen wünschst, dass es dir gut gehen möge. Das Leben ist manchmal ganz schön hart. Umso wichtiger ist es, dass du liebevoll mit dir selbst umgehst.

Jetzt frage dich: Wenn du aus dieser mitfühlenden Haltung heraus auf deine traumatisch erlebte Geburt blickst – was würde sich verändern? Vielleicht würdest du anerkennen, wie schwer diese Erfahrung für dich war. Vielleicht würdest du dir selbst sagen: «Ich hätte mir so sehr gewünscht, dass die Geburt anders verlaufen wäre.» Du würdest dir erlauben, den Schmerz zu fühlen – ohne ihn wegzudrücken und ohne dich dafür zu verurteilen. Vielleicht bemerkst du, dass du dich manchmal in negativen Gedankenschleifen verfängst – etwa: «Ich hätte mich mehr wehren müssen, dann wäre es nicht so gekommen» – und dass solche Gedanken mit Gefühlen wie Scham oder Schuld einhergehen. Dein mitfühlendes Selbst weiß: Das ist ein Versuch deines Gehirns, Kontrolle über eine unkontrollierbare Situation zu bekommen. Und genau dieses Wissen kann dir helfen, mehr Frieden mit dem zu schließen, was passiert ist.

Stelle dir vor, wie du dich selbst aus einer mitfühlenden Haltung heraus unterstützt. Spüre deinen Mut, deine Freundlichkeit, deine Fürsorge. Und frage dich dann: «Was würde mir heute guttun, um mit dieser Erfahrung weiter umzugehen?» Wäre es hilfreich, mit jemandem über die Geburt zu sprechen? Deine Gedanken aufzuschreiben? Oder vielleicht einfach bewusst Raum für etwas Schönes im Hier und Jetzt zu schaffen? Oder gibt es sonst etwas, das dir guttun würde?

Wenn du diese Übung regelmäßig machst – vielleicht ein paar Minuten täglich mehrmals die Woche – wirst du merken, wie du dich mehr und mehr mit deinem mitfühlenden Selbst verbindest. Und dieses innere Mitgefühl kann dir eine echte Stütze sein, auf deinem Weg mit dem Erlebten umzugehen.

10.2 So findest du einen Umgang mit kritischen Gedanken, Scham und Schuld

Nach einer traumatisch erlebten Geburt tauchen häufig Gedanken und Gefühle auf, die mit Angst, Selbstkritik, Sorgen oder Unsicherheit verbunden sind. Viele Frauen machen sich nach einer belastenden oder traumatisch erlebten Geburt selbst Vorwürfe – zum Beispiel, dass sie sich nicht genug für ihre Bedürfnisse oder Wünsche eingesetzt hätten. Vielleicht denkst du auch: «Ich hätte lauter sein müssen», «Ich hätte widersprechen sollen» oder «Warum habe ich nicht klarer gesagt, was ich brauche?» Solche Gedanken sind verständlich, aber oft nicht ganz fair dir selbst gegenüber. Wie du bereits weißt, übernimmt in sehr stressigen oder bedrohlichen Situationen unser Bedrohungsmodus im Gehirn die Kontrolle – dieses System, das evolutionär dazu da ist, uns zu schützen und unser Überleben zu sichern. Zusätzlich reagieren Frauen während der Geburt besonders sensibel auf Bedrohungsreize wie zum Beispiel negative Gesichtsausdrücke. Dies geschieht aufgrund der Veränderungen im Gehirn, die in der Schwangerschaft aufgetreten sind (siehe Kap. 2). Wie in Kap. 8 beschrieben, kann in solchen Momenten eine natürliche Reaktion auftreten, die in der Psychologie *tend and befriend* genannt wird (Taylor et al. 2000). Bei einer Geburt kann das bedeuten, dass du dich eher angepasst und versucht hast, gut mit Hebammen oder Ärzt:innen auszukommen, statt in den Konflikt zu gehen oder deine Bedürfnisse klar zu vertreten. Das war kein Fehler von dir – sondern eine ganz normale, biologische Reaktion. Dein Körper hat versucht, dich zu schützen. Selbstkritische Gedanken gehören typischerweise zum Bedrohungsmodus – genau wie Gefühle von Scham. Scham und Selbstkritik können dazu führen, dass man versucht, die Erfahrung zu verdrängen: nicht darüber sprechen, nicht daran denken, einfach weitermachen. Doch das erschwert es, das Erlebte zu verarbeiten und innerlich zur Ruhe zu kommen.

Scham als aufrechterhaltender Faktor von psychischer Belastung

Scham spielt bei der Aufrechterhaltung von psychischer Belastung eine zentrale Rolle. Sie wird oft mit Rückzug und dem Gefühl verbunden, sich verstecken zu wollen. Studien zeigen, dass Scham eng mit einem erhöhten Risiko für Depressionen und Angststörungen verknüpft ist (Nikolić et al. 2022). Scham bedeutet: Du hast das Gefühl, dass andere dich negativ beurteilen könnten – oder dass du irgendwie nicht richtig bist. Sie sorgt dafür, dass du sehr aufmerksam dafür wirst, wie andere dich wahrnehmen. Evolutionär gesehen hatte das früher eine wichtige Funktion: Wer aus der Gruppe ausgeschlossen wurde, hatte geringe Überlebenschancen. Insofern sicherte Scham die Gruppenzugehörigkeit. Heute sorgt Scham jedoch oft dafür, dass wir uns zurückziehen, unser Erleben verstecken – oder sogar denken, dass wir keine Hilfe verdienen. Das Fatale daran ist, dass Scham dich dadurch in die Isolation treiben kann. Wenn du glaubst, andere würden dich verurteilen, sprichst du vielleicht nicht über deine Geburtserfahrung. Du hältst alles in dir – aus Angst, nicht verstanden oder sogar abgelehnt zu werden. Vielleicht fällt es dir auch schwer, Trost oder Mitgefühl von anderen anzunehmen, weil du denkst: «Die meinen das bestimmt nicht ernst.» Es kann ein Teufelskreis entstehen. Innerlich gehst du davon aus, dass die anderen dich nicht verstehen oder sogar kritisieren würden. Dies führt dazu, dass du dich nicht mitteilst — was wiederum dazu führt, dass du nicht verstanden werden kannst und dich einsam fühlst.

Selbstkritik als aufrechterhaltender Faktor von psychischer Belastung

Oft kommt zur Scham noch etwas anderes hinzu: Selbstkritik. Du sprichst vielleicht innerlich hart mit dir – besonders dann, wenn du etwas als Misserfolg oder Rückschlag empfindest. Diese innere Stimme kann sogar so streng werden, dass du dich nach einem Fehler regelrecht bestrafen willst – mit Gedanken wie «Ich habe das nicht verdient» oder «Ich bin schuld, dass es so gelaufen ist». Diese Selbstkritik gehört, genau wie die Scham, zum Bedrohungsmodus. Sie will dich – paradoxerweise – auch beschützen, nämlich davor, wieder verletzt oder abgelehnt zu werden. Aber sie verhindert, dass du zur Ruhe kommst oder dich selbst freundlich behandelst.

Mitgefühl im Umgang mit Scham und Selbstkritik

Was im Umgang mit Scham und Selbstkritik wirklich hilft, ist Mitgefühl – besonders für dich selbst. Deshalb ist es so wichtig, der Scham und Selbstkritik mit Mitgefühl zu begegnen. Wenn du lernst, dir selbst freundlicher und verständnisvoller zu begegnen, kann sich dein Bedrohungsmodus beruhigen. Du schaffst wieder Zugang zu deinem Beruhigungsmodus – also dem Teil von dir, der Geborgenheit, Sicherheit und Trost geben kann. Denn: Obwohl Scham und Selbstkritik ihre Funktion haben, indem sie dich auf Probleme aufmerksam machen oder dich vor weiterer Ablehnung schützen wollen, dürfen sie nicht die einzigen inneren Botschaften sein, die du hörst. Wie du ganz konkret mit Scham und Selbstkritik mitfühlend umgehen kannst, erfährst du in der Übung *Deiner Scham und Selbstkritik mit einer mitfühlenden Haltung begegnen*. Und falls du lieber mit einer gesprochenen Anleitung übst, kannst du dir unter Abb. 10.2 die passende Audiodatei anhören. Alternativ kannst du dir die Übung auch selbst vorlesen und aufnehmen.

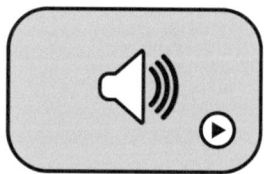

Abb. 10.2 Deiner Scham und Selbstkritik mit einer mitfühlenden Haltung begegnen
▸ https://doi.org/10.1007/000-hpf

Übung: Deiner Scham und Selbstkritik mit einer mitfühlenden Haltung begegnen

Denke an einen Moment rund um deine Geburt, der in dir Scham auslöst – eine Situation, für die du dich selbst verurteilst. Vielleicht war es etwas, das du gesagt oder nicht gesagt hast. Vielleicht auch etwas, das einfach passiert ist. Verbinde dich jetzt mit deinem mitfühlenden Selbst – also mit dem Teil von dir, der freundlich, verständnisvoll und fürsorglich auf dich schauen kann. Setze dich dazu bewusst aufrecht hin, nimm einen freundlichen Gesichtsausdruck an und atme ruhig und tief.

Stelle dir vor, du setzt jetzt deine Mitgefühlsbrille auf. Diese Brille lässt dich die Dinge mit einem verständnisvollen Blick sehen – im Wissen darum, wie komplex das Menschsein ist. Du weißt: Es gehört zur menschlichen Erfahrung dazu, schwierige Gefühle zu haben. Du weißt auch, dass du stark bist und den tiefen Wunsch in dir trägst, gut für dich zu sorgen – besonders dann, wenn es schwierig ist.

Wenn du bereit bist, schau dir deine Scham einmal durch diese mitfühlende Brille an. Versuche zunächst, das Gefühl wahrzunehmen, ohne dich davon überwältigen zu lassen. Spüre deine aufrechte Haltung, deinen ruhigen Atem – und erinnere dich: Du bist nicht allein. Du bist stark. Und du willst dir selbst in diesem Moment beistehen, ohne dich zu verurteilen. Nutze auch dein Wissen über Scham: Scham ist ein Gefühl, das uns vor Ablehnung und Ausgrenzung schützen will. Sie will dich warnen: «Sei vorsichtig – sonst könntest du verletzt werden!» Das ist ein verständlicher Impuls. Aber wenn wir der Scham zu viel Macht einräumen, kann sie uns auch von anderen Menschen trennen – und uns sogar dazu bringen, uns selbst auszugrenzen. Vielleicht hilft es dir, der Scham innerlich zu sagen:

«Ich verstehe, dass du mich schützen willst. Danke. Aber ich entscheide mich jetzt dafür, selbst gut für mich zu sorgen und mit anderen in Verbindung zu bleiben – auch wenn du da bist.» Was würde dein mitfühlendes Selbst dem Teil von dir sagen, der sich schämt?

Vielleicht so etwas wie:

- «Du bist nicht allein – viele andere Mütter empfinden Ähnliches.»
- «Auch wenn nicht alles so lief, wie du es dir gewünscht hast – ich akzeptiere dich, genauso, wie du bist.»
- «Das Leben verläuft nicht immer nach Plan – und gerade in schweren Momenten möchte ich liebevoll für dich da sein.»
- «Ich sehe, wie sehr du dich verstecken möchtest – aber du darfst dich zeigen. Mit allem, was du bist und was du erlebt hast.»

Finde deine eigenen Worte, die dir guttun. Vielleicht ist es nur ein Satz. Vielleicht ein kleiner innerer Dialog. Lass dir Zeit. Und lass diese Worte auf dich wirken. Nutze dabei eine warme und fürsorgliche innere Stimme. Vielleicht magst du deinen wichtigsten mitfühlenden Satz aufschreiben, damit du ihn dir immer wieder sagen kannst, wenn Scham oder Selbstkritik aufkommen.

Selbstkritische Gedanken können durch mitfühlende Gedanken ersetzt werden (siehe Tab. 10.1). So könnte zum Beispiel: «Wie konnte ich bei der Geburt nur so die Kontrolle verlieren!» mit «Es gab während der Geburt einige

Tab. 10.1 Selbstmitfühlende Umformulierung von selbstkritischen Sätzen nach einer traumatisch erlebten Geburt

Selbstkritische Sätze	Selbstmitfühlende Alternativen
«Ich hätte mich mehr durchsetzen müssen, dann wäre alles anders gekommen!»	«Während einer Geburt haben wir manchmal nicht die Zeit und Kraft, uns durchzusetzen. Auch möchten wir uns mit den Helfern gutstellen und keinen Konflikt mit ihnen haben. Ich habe mich, so gut es mir möglich war, für mich eingesetzt!»
«Ich habe meinem Kind nicht den besten Start ins Leben ermöglicht. Ich bin eine schlechte Mutter!»	«Auch wenn die Geburt für mich und das Baby schwierig war, gab es seither für mein Baby viele gute Momente. Ich gebe jeden Tag mein Bestes, um für mein Baby eine fürsorgliche Mutter zu sein.»
«Ich hätte mich besser auf die Geburt vorbereiten müssen. Wie konnte ich nur so fahrlässig sein!»	«Jede Geburt hat Momente, die sich unserer Kontrolle entziehen. Auch wenn ich mir gewünscht hätte, dass die Geburt anders verläuft, weiß ich, dass ich mich nach meinem besten Wissen und Gewissen auf das vorbereitet habe, was ich vorbereiten konnte.»

Momente, in denen Sachen extrem schnell passiert sind. Dies hat mir Angst gemacht und ich habe mich ohnmächtig gefühlt. Es tut mir leid für mich, dass ich dies so erleben musste!» ersetzt werden. Es kann hilfreich sein, dir etwas Zeit zu nehmen und aufzuschreiben, welche Gedanken dir bezüglich der Geburt durch den Kopf gehen. Wenn du die Gedanken gesammelt hast, kannst du deine mitfühlende innere Haltung aktivieren und dir überlegen, was du dir aus dieser Haltung heraus stattdessen sagen könntest.

Es kann zusätzlich noch helfen, dir einen mitfühlenden Brief bezüglich deiner traumatisch erlebten Geburt zu schreiben. Falls es dir schwerfällt, geeignete Worte zu finden, kannst du dir vorstellen, was du einer guten Freundin in einer solchen Situation sagen würdest.

Übung: Ein mitfühlender Brief an dich selbst

Welche Gefühle nimmst du wahr, wenn du an deine Geburtserfahrung denkst? Besonders an die Momente, die für dich schwierig waren. Versuche hier so offen und ehrlich wie möglich mit dir selbst zu sein und kein Gefühl zu unterdrücken. Nimm deine Gefühle einfach genau so wahr, wie sie sind.
Stelle dir jetzt eine Freundin vor, die dich bedingungslos akzeptiert, schätzt und mitfühlend ist. Schreibe dir einen Brief aus der Perspektive deiner mit-

fühlenden Freundin. Konzentriere dich dabei auf all die Aspekte der Geburt, die schwierige Gefühle bei dir auslösen oder wegen denen du dich selbst verurteilst. Was würde deine mitfühlende Freundin über deine vermeintlichen Schwächen sagen? Wie würde sie ihr tiefes Mitgefühl ausdrücken? Formuliere die Sätze so, dass sie Akzeptanz, Freundlichkeit und Wohlwollen zum Ausdruck bringen. Lege den Brief dann eine Weile zur Seite und lies ihn zu einem späteren Zeitpunkt noch einmal und lasse die Worte auf dich wirken.

Umgang mit Schuldgefühlen

Nach belastenden Erfahrungen – wie einer traumatisch erlebten Geburt – treten auch häufig Schuldgefühle auf. Diese gehören laut der mitgefühlsbasierten Psychotherapie im Gegensatz zu Scham eher zum Beruhigungsmodus (auch Fürsorgemodus genannt) als zum Bedrohungsmodus. Während Scham dich isolieren will, bewegen dich Schuldgefühle eher dazu, Verantwortung zu übernehmen, dich zu entschuldigen oder etwas wiedergutzumachen (Gilbert 2011). Gerade als Eltern erleben wir oft Schuldgefühle – weil wir das Beste für unser Kind wollen und es immer wieder Situationen gibt, in denen wir uns wünschen, wir hätten anders reagiert. Diese Gefühle sind also ein Ausdruck unserer Fürsorge und unseres Verantwortungsbewusstseins. Darum kann es hilfreich sein, Schuldgefühle nicht als etwas zu sehen, das wegmuss, sondern als Teil des Eltern-Seins zu akzeptieren. Dabei ist es wichtig, anzuerkennen, dass wir uns nie so ideal verhalten können, dass wir keine Schuldgefühle erleben. Wenn Schuldgefühle exzessiv werden und unseren Alltag beeinträchtigen, kann dies ein Ausdruck von perfektionistischen Ansprüchen an die Rolle als Mutter sein, die oft damit einhergehen, dass eigene Bedürfnisse keinen Raum bekommen dürfen (Liussi & Spangler, 2022). Oder die Schuldgefühle hängen mit dem Wunsch zusammen, die eigene Geburt besser kontrollieren zu können. So können Gedanken wie «Ich hätte mich anders verhalten sollen» Schuldgefühle auslösen, aber auch den Eindruck vermitteln, dass die Geburtserfahrung kontrollierbar ist. Schuldgefühle sind oft leichter auszuhalten als Gefühle der Ohnmacht und Hilflosigkeit (Coles et al. 2019).

Scham und Selbstkritik gehören zum Bedrohungsmodus, während Schuldgefühle eher dem Beruhigungsmodus zuzuordnen sind. Daher geht es bei Letzteren darum, sie achtsam anzunehmen, während es bei Scham und Selbstkritik besonders hilfreich ist, diesen mit einer mitfühlenden Haltung zu begegnen! Bei übermäßigen Schuldgefühlen ist zu prüfen, ob sich dahinter wahrgenommene Abweichungen von überzogenen Idealvorstellungen verbergen.

10.3 Umgang mit Trauer nach deiner Geburt

Nach einer traumatisch erlebten Geburt kann es sein, dass du eine tiefe Traurigkeit spürst – darüber, dass die Geburt nicht so verlaufen ist, wie du es dir gewünscht oder erhofft hattest, oder darüber, dass du den Eindruck hast, dir sei etwas Bedeutsames genommen worden. Diese Trauer um die Geburt, die du dir gewünscht hättest, ist absolut nachvollziehbar und verdient Raum. Doch viele Frauen tun sich schwer damit, sich dieser Trauer zu stellen. Das liegt auch daran, dass in unserer Gesellschaft oft noch die Vorstellung vorherrscht: «Hauptsache, das Baby ist gesund – dann ist doch alles gut» (siehe Kap. 1). Wenn du aber innerlich spürst, dass für dich eben nicht «alles gut» ist, obwohl dein Kind gesund ist, kann das zu einem inneren Konflikt führen. Vielleicht schämst du dich für deine Gefühle. Vielleicht denkst du: «Ich sollte doch glücklich sein. Warum bin ich es nicht?» Oder: «Bin ich eine schlechte Mutter, weil ich Trauer verspüre?» Solche Gedanken können sehr belastend sein – und machen es schwer, mit der Trauer in Kontakt zu kommen. Aber: Trauer ist keine Schwäche. Sie ist eine ganz natürliche Reaktion auf einen Verlust – auch wenn es der Verlust einer Vorstellung war. Vielleicht hattest du dir eine selbstbestimmte, friedliche Geburt gewünscht. Vielleicht hattest du gehofft, dass du dich dabei stark und verbunden fühlen würdest – und es kam ganz anders. Diese Traurigkeit ist berechtigt.

Wenn du dich der Trauer zuwenden möchtest, kann es helfen, dir eine mitfühlende Begleitung vorzustellen. Diese kann ganz unterschiedlich aussehen: Vielleicht stellst du dir eine liebevolle Person vor – real oder fiktiv. Oder ein Tier, eine Comicfigur, eine Pflanze, eine Farbe oder ein warmes Licht. Wichtig ist nur: Diese mitfühlende Begleitung steht bedingungslos auf deiner Seite. Sie will dich trösten, dir Halt geben, dich stärken. Stelle dir vor, wie sie dich anschaut. Was sie dir sagen würde. Vielleicht spürst du ein bisschen von dem Trost, den du gerade brauchst. Du bist mit deiner Trauer nicht allein. Und du bist ganz sicher keine schlechte Mutter, weil du fühlst, was du fühlst. Ganz im Gegenteil: Du nimmst dich selbst ernst – und das ist ein Akt der Stärke. In der Übung *Deiner Trauer mit Mitgefühl begegnen* zeigen wir dir, wie du mit deiner Trauer mitfühlend umgehen kannst. Und falls du lieber mit einer gesprochenen Anleitung übst, kannst du dir unter Abb. 10.3 eine passende Audiodatei anhören. Du kannst dir die Übung auch selbst vorlesen und aufnehmen.

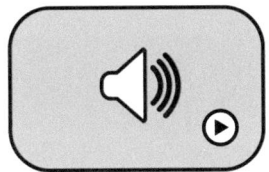

Abb. 10.3   Deiner Trauer mit Mitgefühl begegnen ▸ https://doi.org/10.1007/000-hph

Übung: Deiner Trauer mit Mitgefühl begegnen

Setze dich bequem hin und richte deinen Oberkörper auf. Stelle dir vor, du wächst mit deinem Scheitel sanft Richtung Himmel, während deine Füße fest auf dem Boden stehen. Entspanne deine Schultern. Nimm einen freundlichen Gesichtsausdruck an – so, als würdest du jemanden anlächeln, der dir am Herzen liegt. Und dann atme ruhig und gleichmäßig. Ein … und aus … in deinem eigenen Tempo. Jetzt lade deine mitfühlende innere Begleitung ein. Diese Figur kannst du dir ganz so vorstellen, wie es für dich stimmig ist: Vielleicht ist es eine weise ältere Frau, eine liebevolle Freundin oder ein liebevoller Freund. Vielleicht ist es ein Tier – ein Hund, ein Elefant, eine Katze. Oder etwas ganz anderes: eine sanfte Lichtgestalt, eine warme Farbe, ein ruhiger Baum, eine weiche Energie.

Es ist egal, wie sie aussieht – wichtig ist nur: Diese Begleitung ist vollkommen auf deiner Seite. Sie möchte aus tiefstem Herzen, dass es dir gut geht. Und sie hat keine Angst davor, sich deinen schwierigen Gefühlen zuzuwenden. Im Gegenteil – sie ist genau deshalb da. Nimm dir nun einen Moment Zeit, um dich an die Geburt deines Kindes zu erinnern – und an die Aspekte, die in dir Traurigkeit auslösen. Vielleicht waren es bestimmte Erfahrungen, Worte, Situationen oder Entscheidungen, die nicht so liefen, wie du sie dir gewünscht hättest. Spüre einmal hin: Wo genau fühlst du die Trauer? Ist es ein Ziehen in der Brust? Ein Kloß im Hals? Eine Enge im Bauch? Vielleicht ein Gefühl von Leere oder Enttäuschung? Erlaube dir, mit diesem inneren Teil in Kontakt zu treten – dem Teil, der vielleicht denkt: «Das war nicht fair. Ich hatte mir so sehr etwas anderes gewünscht.» Es ist völlig in Ordnung, so zu empfinden. Diese Trauer ist echt. Sie zeigt dir, wie wichtig dir diese Erfahrung war – und wie sehr sie dich berührt hat.

Jetzt stelle dir vor, wie deine mitfühlende Begleitung reagiert. Wie schaut sie dich an? Vielleicht mit sanften, verständnisvollen Augen? Was würde sie dir sagen? Vielleicht etwas wie: «Ich sehe deinen Schmerz. Und ich bin bei dir.» oder «Du musst da nicht alleine durch.» Spüre mal hin – möchtest du von dieser Begleitung berührt werden? Vielleicht hält sie einfach deine Hand. Oder legt dir eine warme Hand auf die Schulter. Vielleicht umarmt sie dich ganz liebevoll. Wenn du magst, kannst du auch selbst eine tröstende Geste machen. Lege zum Beispiel beide Hände auf dein Herz. Oder eine Hand aufs Herz und eine auf deinen Bauch – als Zeichen der Verbindung zu dir selbst. Vielleicht fühlt es sich gut an, dich selbst zu umarmen: Lege deine rechte Hand an deinen linken unteren Rippenbogen und deine linke Hand auf deinen rechten Oberarm. Spüre dabei die Wärme deiner Hände – und erinnere dich daran: Du bist für dich da. Wenn in diesem Moment selbstkritische Gedanken auftauchen – Gedanken wie: «Ich darf doch gar nicht traurig sein – das Baby ist doch gesund» oder «Ich übertreibe» – dann nimm auch das mit Mitgefühl wahr. Das Gleiche gilt, wenn du dich für deine Trauer schämst. Diese Gedanken und Gefühle sind Teil deines inneren Bedrohungsmodus – er möchte dich davor schützen, abgelehnt zu werden oder dich schwach zu fühlen. Er meint es prinzipiell gut, aber manchmal steht er dir im Weg. Stelle dir vor, wie deine mitfühlende Begleitung diese inneren Anteile sieht – freundlich, verständnisvoll, mit einem leisen Lächeln. Sie urteilt nicht. Sie weiß, dass du dein Bestes gibst – immer. Bleibe noch ein paar Minuten in dieser Haltung. Spüre, wie sich dein Atem beruhigt. Wie dein Körper vielleicht ein bisschen weicher wird. Wie dein Herz sich ein klein wenig gehalten fühlt. Du darfst traurig sein. Und du darfst dich trösten lassen. Deine Trauer gehört zu dir – und mit Mitgefühl kannst du ihr langsam den Raum geben, den sie braucht.

Das Wichtigste in Kürze

Indem du eine mitfühlende innere Haltung trainierst und deiner traumatisch erlebten Geburt aus dieser Haltung heraus begegnest, kannst du dich dabei unterstützen, vom Bedrohungsmodus in den Beruhigungsmodus zu wechseln. Negativspiralen zwischen Scham, Schuld, Selbstkritik und Vermeidungsverhalten können unterbrochen werden, wenn du deiner Schuld, Scham und Selbstkritik mit einer achtsamen und mitfühlenden Haltung begegnest.

Literatur

Coles NA, Larsen JT, Lench HC (2019) A meta-analysis of the facial feedback literature: Effects of facial feedback on emotional experience are small and variable. Psychol Bull 145(6):610–651. https://doi.org/10.1037/bul0000194

Gilbert P (2011) Mitgefühl: Wie wir Mitgefühl nutzen können, um Glück und Selbstakzeptanz zu entwickeln und es uns wohl sein zu lassen (1. Aufl). Arbor-Verl

Liussi M, Spangler K (2022) Täglich grüsst das Schuldgefühl. Humboldt

Nikolić M, Hannigan LJ, Krebs G, Sterne A, Gregory AM, Eley TC (2022) Aetiology of shame and its association with adolescent depression and anxiety: Results from a prospective twin and sibling study. J Child Psychol Psychiatry 63(1):99–108. https://doi.org/10.1111/jcpp.13465

Taylor SE, Klein LC, Lewis BP, Gruenewald TL, Gurung RA, Updegraff JA (2000) Biobehavioral responses to stress in females: Tend-and-befriend, not fight-or-flight. Psychol Rev 107(3):411–429. https://doi.org/10.1037/0033-295x.107.3.411.10.1037/0033-295x.107.3.411

11

Selbsthilfe 3: Folgeschwangerschaft

Inhaltsverzeichnis

> Für einige Mütter hinterlässt die traumatische Geburtserfahrung eine so große Erschütterung, dass sie sich nie oder lange keine weitere Schwangerschaft vorstellen können. Eine Folgeschwangerschaft geht in vielen Fällen mit starken Ängsten vor der Geburt einher, welche durch das Aufleben der traumatischen Erinnerungen ausgelöst werden. Dadurch ist das Risiko für eine erneute Traumatisierung während der Geburt erhöht. In diesem Kapitel werden mitgefühls-basierte Strategien vermittelt, die dir helfen sollen, deine Ängste während einer Folgeschwangerschaft zu bewältigen. Zudem lernst du, was bei der Geburtsvorbereitung nach einer traumatisch erlebten Geburt wichtig ist.

Ergänzende Information Die elektronische Version dieses Kapitels enthält Zusatzmaterial, auf das über folgenden Link zugegriffen werden kann https://doi.org/10.1007/978-3-662-72027-1_11. Die Videos lassen sich durch Anklicken des DOI Links in der Legende einer entsprechenden Abbildung abspielen, oder indem Sie diesen Link mit der SN More Media App scannen.

11.1 Emotionale Belastungen in der Folgeschwangerschaft

Wenn du eine traumatisch erlebte Geburt erfahren hast, ist es normal, dass Gedanken an ein weiteres Kind zunächst in den Hintergrund rücken können. Vielleicht stehst du einer nächsten Schwangerschaft auch mit ambivalenten Gefühlen gegenüber und die Ängste vor einer weiteren Geburt sind groß. Es ist nachvollziehbar und vernünftig, sich nach einer solch traumatischen Erfahrung für die Entscheidung für oder gegen ein weiteres Kind Zeit zu lassen. Vielleicht liest du diesen Ratgeber aber auch, weil du abermals schwanger bist und realisierst, dass dich Erinnerungen an deine traumatisch erlebte Geburt einholen.

Aus psychologischer Sicht ist es ein häufiges Phänomen, dass bei einer Folgeschwangerschaft belastende Gefühle erneut aufkommen. Tatsächlich ist das Risiko für eine Re-Traumatisierung während der Geburt in der Folgeschwangerschaft erhöht (Pidd et al. 2023). Durch eine Schwangerschaft werden Erinnerungen an die vorhergehende Geburt geweckt und Schwangere können emotional wieder in den Bedrohungsmodus geraten. Dies kann sich anhand von lebendigen und bildhaften Vorstellungen zeigen oder auch durch eher körperliche Symptome wie starke Anspannung, innere Unruhe oder Schlafstörungen (Pidd et al. 2023). Allen voran stehen meist Gefühle der Angst und Panik (Beck und Watson 2010), die sich inhaltlich auf die bevorstehende Geburt beziehen und davor, dass sich der emotionale und/oder physische Horror der vergangenen Geburt wiederholen könnte (Størksen et al. 2013).

> **Praxisbeispiel**
>
> Die Entscheidung für ein zweites Kind fiel Nadine schwer. Der Schrecken der traumatischen Geburt, bei der es aufgrund einer Präeklampsie zu einer Lebensbedrohung von Mutter und Kind kam, steckte ihr weit über die Geburt hinaus noch in den Knochen. Sie litt an Flashbacks, Panikattacken und stand emotional Monate nach der Geburt noch neben sich. Rund drei Jahre nach dieser schlimmen Erfahrung wuchs in Nadine erneut ein Kinderwunsch. Mit Eintritt der Schwangerschaft änderte sich ihr psychisches Befinden schlagartig. Bilder und Gefühle in Zusammenhang mit der Geburt, die längst als verarbeitet geglaubt waren, traten erneut in den Vordergrund. Nadine berichtete im Erstgespräch von unkontrollierbaren Sorgenspiralen und ausgeprägten Ängsten vor einer erneuten Präeklampsie, welche sie veranlassten, erstmalig psychotherapeutische Hilfe aufzusuchen.

Gerade weil es wahrscheinlich ist, dass eine Folgeschwangerschaft das vergangene Trauma wieder aktiviert und daher auch starke Ängste vor der nächsten Geburt auftreten können, ist es wichtig, dass du die traumatisch erlebte Geburt verarbeitest. Dabei helfen dir die Übungen, welche dir in den vorangegangenen Kapiteln zur Selbsthilfe beschrieben wurden. Sie dienen dazu, dich darin zu unterstützen, vom Bedrohungsmodus eher in die Beruhigung und Sicherheit zu kommen.

11.2 Umgang mit Ängsten in der Folgeschwangerschaft

Zuerst ist es wichtig, dir zu vergegenwärtigen, dass dich Ängste in der Folgeschwangerschaft automatisch in den Bedrohungsmodus versetzen. Damit einhergehend gehen dir viele katastrophisierende Gedanken rund um die bevorstehende Geburt durch den Kopf («Was, wenn ich wieder so schlimme Erfahrungen mache?»). Die Achtsamkeit darauf, zu spüren, in welchem Modus du dich befindest, hilft dir im Umgang mit den unangenehmen Gefühlen. Um belastenden Ängsten vor der Geburt zu begegnen, kannst du deinen Beruhigungsmodus aktivieren. Da wir Menschen unterschiedlich sind, empfinden nicht alle die gleichen Übungen als hilfreich. Und falls du lieber mit einer gesprochenen Anleitung übst, kannst du dir unter Abb. 11.1 eine passende Audiodatei anhören. Alternativ kannst du dir die Übung auch selbst vorlesen und aufnehmen.

> **Übung: Dein sicherer Ort**
>
> Suche dir zunächst einen Platz, an dem du dich wohlfühlst. Du kannst diese Übung im Sitzen oder auch im Stehen durchführen. Nimm dabei eine Körperhaltung ein, in der du dich geerdet, stabil und offen fühlst. Stell deine Füße etwa schulterbreit auf den Boden und spüre den Kontakt. Vielleicht kannst du wahrnehmen, dass der Boden dich trägt und dass dich der Kontakt zum Boden

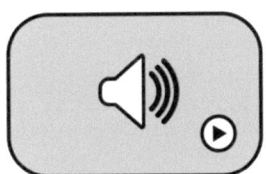

Abb. 11.1 Dein sicherer Ort ▸ https://doi.org/10.1007/000-hpj

ein kleines bisschen erdet. Schließe nun sanft deine Augen und finde einen Atemrhythmus, der sich für dich beruhigend und angenehm anfühlt. Wenn du magst, nimm dabei einen freundlichen Gesichtsausdruck ein – so, als würdest du einem lieben Menschen zulächeln.

Wenn du bereit bist, begebe dich nun in deiner Vorstellung an einen Ort, den du als sicher und beruhigend oder in irgendeiner Weise besänftigend empfindest. Ein Ort, an dem du dich komplett friedlich und geborgen fühlst. Es kann sich dabei um einen Ort handeln, an dem du schon einmal gewesen bist und dich frei und ganz dich selbst gefühlt hast. Vielleicht ist es ein vollständig erfundener Ort. Stell dir vor, du bist an diesem Ort, und dort zu sein, löst ein angenehmes und ruhiges Gefühl in dir aus. Wenn ein Bild vor deinem inneren Auge entstanden ist, verbringe ein paar Augenblicke damit, bei ihm zu bleiben:

- Fokussiere als Erstes darauf, was du in diesem Bild siehst, was du erkennen kannst. Das können Farben, Formen oder Objekte sein. Ist es hell oder dunkel, Tag oder Nacht? Welche Jahreszeit kannst du erkennen? Verbringe eine gewisse Zeit damit, diesen Ort so lebendig wie möglich werden zu lassen.
- Beobachte als Nächstes, ob es in deinem Bild oder an deinem sicheren Ort Geräusche gibt. Wenn ja, achte sanft auf sie, und beobachte die verschiedenen Qualitäten, die sie haben können, und wie du dich dabei fühlst. Vielleicht hörst du das Rauschen eines Meeres oder wie sich Blätter vom Wind sanft bewegen. Konzentriere dich auch auf feine, leise Geräusche an deinem Ort.
- Achte nun darauf, ob in deinem Bild irgendwelche beruhigenden oder tröstenden Gerüche vorkommen. Und falls ja, nimm dir Zeit, diese bewusst wahrzunehmen.
- Als Nächstes richte deine Aufmerksamkeit auf sämtliche körperliche Empfindungen, die du bemerkst, oder auf Objekte, mit denen du in Berührung kommst. Betrachte alles, was vor dir ist und du berühren kannst, was dir ein Gefühl von Sanftheit und Trost vermittelt. Zum Beispiel die Wärme von Sonnenstrahlen auf deiner Haut oder das Gefühl von Gras oder Sand unter deinen Füßen. Vielleicht gibt dir ein fester Untergrund ein Gefühl von Stabilität.
- Nimm nun wahr, ob du an diesem Ort allein bist oder ob noch andere Menschen oder Tiere anwesend sind. Erinnere dich daran, es ist alles so, wie du dich sicher und geborgen fühlst. Manchmal fühlt es sich gut an, allein zu sein, an anderen Tagen ist es stimmiger, wenn andere Menschen dich an diesen Ort begleiten. An diesem Ort zu sein, löst ein tiefes Gefühl von Zufriedenheit und Entspannung aus.
- Werde dir bewusst, wie es sich für dich anfühlt, an diesem sicheren Ort zu sein und den Ort auf dich und all deine Sinne wirken zu lassen. Du bist tief mit diesem Ort verbunden und er gehört dir. An diesem Ort bist du willkommen. Dein sicherer Ort möchte, dass du dich dort unterstützt und sicher fühlst.
- Es kann nützlich sein, zu überlegen, was du während deines Aufenthalts an deinem sicheren Ort tun möchtest. Vielleicht möchtest du still bleiben und einfach nur hier sein. Vielleicht möchtest du aber den Ort aktiver erkunden oder dich bewegen, z. B. einen Spaziergang machen. Es ist dein eigener ein-

zigartiger Ort, den du auf eine Weise nutzen kannst, ganz so, wie du dich wohlfühlst.

- Vielleicht würde es dir gefallen, diesem Ort einen bestimmten Namen zu geben. Stell dir vor, du machst vor deinem inneren Auge ein Foto von deinem Ort, das du verinnerlichen kannst. Wie würdest du dieses Bild benennen?

Du kannst jederzeit wieder zu diesem Ort zurückkehren, wann immer du es möchtest, wann immer du es brauchst. Um diese Übung zu beenden, lass nun dein Bild von deinem sicheren Ort langsam und in deinem Tempo verblassen. Nimm jetzt noch zwei tiefe Atemzüge und richte dann deine Aufmerksamkeit wieder nach außen. Wenn du bereit bist, öffne deine Augen. Vielleicht gibt es noch etwas, was dir jetzt guttun würde, zum Beispiel dich kurz zu strecken oder dich etwas zu bewegen.

Manchen Müttern kann es helfen, durch Berührung ihren Beruhigungsmodus zu aktivieren. Wann immer dich Ängste vor der Geburt überkommen oder du dich in Grübelspiralen zu verlieren drohst, können dir auch körperorientierte Übungen helfen. Wenn du zu den Müttern gehörst, die ihre Angst vor allem körperlich wahrnehmen, dann stellen die folgenden Übungen eine weitere Möglichkeit dar, deinem Körper Unterstützung in der Überleitung vom Bedrohungsmodus in den Beruhigungsmodus zu schenken. All diesen körperorientierten Übungen ist gemeinsam, dass sie den Vagusnerv aktivieren, der für Beruhigung sorgt (Porges 2021). Diese Aktivierung verleiht uns Gefühle von Sicherheit, Gelassenheit und Zufriedenheit (Hintringer 2021). Anbei findest du eine kleine Auswahl von Übungen, die sich trotz begrenzter zeitlicher Möglichkeiten im Mutteralltag bewährt haben.

Übungen zur Aktivierung und Förderung des Beruhigungsmodus

- **Massage des Kopfwendemuskels:** Angst und auch Stress lösen oftmals Anspannung in der Halsregion aus. Um aktiv ein Beruhigungs- und Sicherheitsgefühl herzustellen, hilft es, diese Muskelregion mit sanften, kreisenden und streichenden Bewegungen zu entspannen (Hintringer 2021). Lege dafür Zeige- und Mittelfinger beider Hände unter und hinter die Ohren. Hier spürst du, wenn du deinen Kopf hin und her drehst, den Strang der Kopfwendemuskeln. Führe nun zuerst sanft kreisende Bewegungen möglichst ohne Druck aus. Im Anschluss kannst du beidseitig dem Muskelstrang entlang nach unten streichen. Wiederhole diese streichenden Bewegungen von oben nach unten in deinem eigenen Tempo, bleibe mit deinem Atem in Verbindung und achte auf einen ruhigen Atemrhythmus. Geeignet ist eine Dauer von ein bis drei Minuten.

- **Druck auf die Augäpfel und Stirn:** Die eigenen Sinneseindrücke auszuschalten, kann hilfreich sein bei besonders ausgeprägter Unruhe oder Angst (Hintringer 2021). Zuerst kannst du dafür deine Hände in schnellen Bewegungen aneinanderreiben, damit sie warm werden. Danach lege deine erwärmten Handballen sanft auf die Augenhöhlen, deine Finger zeigen dabei in Richtung Haaransatz. In dieser Haltung kannst du so lange verbleiben, wie es für dich angenehm ist.
- **Streichen oder Klopfen unterhalb des Schlüsselbeins:** Wann immer Unbehagen, Unruhe oder Ängste aufkommen, ist diese Übung sinnvoll (Hintringer 2021). Dafür ertastest du zuerst mit deinen Händen dein Schlüsselbein und wanderst von da etwa ein bis zwei Zentimeter nach unten. Dort beginnst du mit klopfenden Bewegungen und streichst anschließend, ausgehend von der Körpermitte, mehrmals etwas kräftiger nach außen. Ein Zeitraum von ein bis drei Minuten ist optimal.

11.3 Vorbereitung auf die nächste Geburt

Neben dem Erlernen von Strategien zum Umgang mit aufkommenden Ängsten ist es wichtig, dich auf die bevorstehende Geburt vorzubereiten. Dazu gehört je nach Situation zunächst die Verarbeitung der traumatisch erlebten Geburt, das Finden eines unterstützenden Teams sowie die emotionale Vorbereitung auf die Geburt. Ebenso wichtig ist das Training, wie du aus dem Bedrohungsmodus in den Beruhigungsmodus wechseln kannst, sowie die Auseinandersetzung mit deinen selbstkritischen Glaubenssätzen rund um die Geburt.

Verarbeitung der traumatisch erlebten Geburt
Falls du deine traumatisch erlebte Geburt noch nicht verarbeitet hast oder aber die Schwangerschaft das verarbeitete Trauma reaktiviert hat, ist es wichtig, dich zuerst dem Trauma zuzuwenden. Dazu helfen dir die Übungen in den Kapiteln zur Selbsthilfe (siehe Kap. 9 und 10).

Suche nach einem unterstützenden Team
Eine vertrauensvolle Begleitung während der Folgeschwangerschaft ist hilfreich, damit du dich bereits in der Schwangerschaft nicht allein gelassen fühlst mit deinen Ängsten und Sorgen. Dabei können dir während der Schwangerschaft und Geburt zum Beispiel auf Trauma spezialisierte Hebammen oder Doulas helfen. Eine Doula ist eine nichtmedizinische Geburtsbegleiterin, deren Aufgabe darin besteht, eine Schwangere und Gebärende mental und emotional zu unterstützen. Bei deinen Überlegungen ist es wichtig, auch die Zeit nach der Geburt mitzuberücksichtigen. Welche Men-

schen könnten dich in der ersten Zeit entlasten und wie würde eine hilfreiche Unterstützung für dich aussehen? Es lohnt sich, gemeinsam mit deiner Begleitperson diese Fragen in Ruhe zu beantworten und auch schriftlich festzuhalten.

Emotionale Vorbereitung auf die bevorstehende Geburt

Nach einer traumatisch erlebten Geburt ist es ein natürlicher Schutzmechanismus, nach Strategien zu suchen, die eine weitere traumatische Geburtserfahrung möglichst vermeiden. Einige Frauen entscheiden sich aufgrund ihrer Erfahrungen gezielt für einen geplanten Kaiserschnitt oder für eine Geburt in einem Geburtshaus – je nachdem, was aus ihrer Sicht zur Traumatisierung mit beigetragen hat, wird ein anderes Setting gewählt. Manche Frauen bereiten sich auch vor, indem sie viele Bücher über Geburten lesen, sich allgemein vertieft informieren und vielleicht zusätzliche geburtsvorbereitende Techniken erlernen (zum Beispiel geburtsvorbereitende Hypnose). Oft wenden sich betroffene Mütter in der Folgeschwangerschaft an Psychotherapeut:innen, um so die traumatisch erlebte Geburt aufzuarbeiten. Psychologische Studien weisen darauf hin, dass hinter all diesen möglichen Vorbereitungshandlungen, die durchaus sinnvoll und empfehlenswert sind, oft der Wunsch nach einer heilenden Geburtserfahrung steht (Beck und Watson 2010).

Vielleicht liest auch du dieses Buch, während du erneut schwanger bist. Es ist vorbereitend wichtig, sich zu vergegenwärtigen, dass eine nächste Geburt nicht entweder gänzlich gut und heilsam oder, im Gegenteil, gänzlich erschütternd und traumatisierend sein wird. Diese Art von Schwarz-Weiß-Denken entspringt sehr häufig dem Bedrohungsmodus. Vielmehr wird deine nächste Geburt aus Aspekten bestehen, die heilend sind, es können während der Geburt aber auch Aspekte auftauchen, die nicht gut verlaufen. Da der Bedrohungsmodus automatisch aktiviert wird, verfallen wir nur allzu schnell und häufig auch unbewusst in eine Art Katastrophisieren, wenn wir an die nächste Geburt denken. Hier wiederum hilft es, achtsam den gerade aktiven Bedrohungsmodus wahrzunehmen und sich selbst darin zu unterstützen, in das Beruhigungssystem zu wechseln. Eine Geburt kann trotz aller Vorbereitungen nicht gänzlich kontrolliert werden, daher ist es aus psychologischer Sicht entscheidend, sich mit Mitgefühl zu begegnen und sich auf emotionaler Ebene auf beide Aspekte der bevorstehenden Geburt vorzubereiten (Scotland 2020).

Übung: Mitfühlender Brief an dein gebärendes Ich

Verfasse einen Brief an dein gebärendes Ich. Setze dich dafür aufrecht hin, finde einen Atemrhythmus, der für dich beruhigend wirkt. Nimm einen freundlichen Gesichtsausdruck an und wähle eine warme Stimmfarbe, um deinen mitfühlenden Brief zu schreiben. Beginne deinen Brief mit «Liebe …»

- Achte beim Schreiben darauf, dass du mit dem Herzen statt mit dem Kopf schreibst. Das erkennst du daran, dass dein Stift im Fluss schreibt und du nicht zu viel Zeit mit Denken verbringst.
- Wende dich an dich selbst und richte warme, mitfühlende Worte in Bezug auf die bevorstehende Geburt an dich. Es kann dabei hilfreich sein, dir vorzustellen, was du einer guten Freundin schreiben würdest, die ein ähnlich Geburtserlebnis hatte wie du. Wie würdest du für sie empfinden? Was würdest du ihr gerne sagen?
- Vielleicht fällt dir auf, dass die Worte an deine Freundin viel freundlicher und mitfühlender ausfallen als die, die du dir innerlich zusprichst. Wenn es dir schwerfällt, mitfühlende Worte an dich zu richten, liegt das oft daran, dass du dir mit Selbstkritik anstatt mit Selbstmitgefühl begegnest.
- Überlege dir, wie du einer Freundin begegnen würdest, die sich wegen ihrer Angst vor der bevorstehenden Geburt kritisieren würde? Würdest du ihr zustimmen? Wahrscheinlich nicht. Auf die gleiche mitfühlende Art, wie du deiner Freundin begegnest, kannst du auch dir selbst zusprechen. Sei dir eine gute Freundin.
- Vielleicht magst du dir deinen Brief zum Schluss vorlesen.
- Bewahre deinen Brief an einem sicheren Ort auf, für den Fall, dass deine Ängste vor der bevorstehenden Geburt dich stark belasten.

Brücke schlagen zwischen dem Bedrohungs- und dem Beruhigungsmodus

Da es sehr wahrscheinlich ist, während der Geburt bedrohliche Situationen und aufkommende Ängste wahrzunehmen, ist es naheliegend, dass dein Bedrohungsmodus zu irgendeinem Zeitpunkt während der Geburt aktiviert wird. Daher ist es wichtig, Übung darin zu haben, wie du vom Bedrohungs- in den Beruhigungsmodus kommst. Da der Bedrohungsmodus wie bereits beschrieben oftmals automatisch aktiviert wird und sehr gut darin ist, sich vorzustellen, was während der Geburt alles schieflaufen kann, müssen wir achtsam für uns sorgen. Das Trainieren unseres *Mitgefühlsmuskels* ist ein Prozess, bei dem wir lernen, die kritische Brille durch die Mitgefühlsbrille zu ersetzen. Dies bedeutet, dich mit Glaubenssätzen über die Geburt, welche Druck ausüben, auseinanderzusetzen und mögliche selbstmitfühlende Alternativen zu entwickeln (Tab. 11.1).

Tab. 11.1 Umformulierung von selbstkritischen Glaubenssätzen

Selbstkritische Sätze	Selbstmitfühlende Alternativen
«Dieses Mal muss es gut/besser gehen, es darf nichts schieflaufen!»	«Es ist nicht alles zu 100 % kontrollierbar. Ich bereite mich vor, so gut es geht!»
«Ich wünsche mir mit dieser Geburt, mich von dem vorangegangenen Horror zu heilen!»	«Einige Aspekte der Geburt werden gut sein, andere Aspekte werden schwierig werden. Ich bin bedingungslos für mich da und habe mir ein unterstützendes Team aufgebaut.»
«Dieses Mal möchte ich während der Geburt ein Gefühl von Kontrolle haben. Ich muss mich gut vorbereiten!»	«Ich bereite vor, was sich vorbereiten lässt, und treffe zum Beispiel Entscheidungen bezüglich Geburtsort und Begleitpersonen. Ich schaue gut zu mir, indem ich den bei meiner nächsten Geburt anwesenden Personen von meiner Traumatisierung berichte und ihnen mitteile, was mir hilft, wenn ich im Bedrohungsmodus bin.»

Das Wichtigste in Kürze
Im Rahmen einer Folgeschwangerschaft treten Ängste vor der Geburt oft bereits in der Schwangerschaft auf und können ein starkes Ausmaß annehmen. Ein mitfühlender Umgang mit diesen Ängsten bedeutet nicht, sie zu verdrängen oder sich ausschließlich auf das Positive zu konzentrieren. Vielmehr geht es darum, anzuerkennen, dass die bevorstehende Geburt sowohl schöne als auch schwierige Aspekte beinhalten kann. Während der Geburt ist es wahrscheinlich, dass der Bedrohungsmodus aktiviert wird – eine automatische Reaktion des Körpers auf intensive körperliche und emotionale Prozesse. Was du jedoch tun kannst, ist, bereits in der Schwangerschaft Strategien zu erlernen, um bewusst aus diesem Zustand in den Beruhigungsmodus zu wechseln. Hierzu stehen dir verschiedene Ansätze zur Verfügung: mitgefühlsbasierte Übungen, körperliche Methoden sowie die Auseinandersetzung mit deinen persönlichen Glaubenssätzen rund um die Geburt.

Literatur

Beck CT, Watson S (2010) Subsequent childbirth after a previous traumatic birth. Nurs Res 59(4):241–249. https://doi.org/10.1097/NNR.0b013e3181e501fd

Hintringer S (2021) Der Vagusnerv: Unser innerer Therapeut: die Polyvagal-Theorie zur Selbsthilfe bei Panik, Angst. Trauma und Depression, Irisiana

Pidd D, Newton M, Wilson I, East C (2023) Optimising maternity care for a subsequent pregnancy after a psychologically traumatic birth: A scoping review. Women and Birth: Journal of the Australian College of Midwives 36(5):e471–e480. https://doi.org/10.1016/j.wombi.2023.03.006

Porges SW (2021) Die Polyvagal-Theorie und die Suche nach Sicherheit: Gespräche und Reflexionen: Traumabehandlung, soziales Engagement und Bindung (T. Kierdorf & H. Höhr, Übers.; 4. Aufl.). G. P. Probst Verlag

Scotland M (2020) Birth shock: How to recover from birth trauma – why 'at least you've got a healthy baby' isn't enough (1. Aufl.). Pinter & Martin

Størksen HT, Garthus-Niegel S, Vangen S, Eberhard-Gran M (2013) The impact of previous birth experiences on maternal fear of childbirth. Acta Obstet Gynecol Scand 92(3):318–324. https://doi.org/10.1111/aogs.12072

12

Wie Angehörige unterstützen können

Inhaltsverzeichnis

> Wenn eine Frau eine Geburt als traumatisch erlebt, spielt die Unterstützung durch Partner:innen, Familie und Freunde eine ganz wichtige Rolle. Doch oft fragen sich Angehörige, wie sie am besten helfen können. In diesem Kapitel zeigen wir, wie Hilfe wirklich ankommt – und wo Stolpersteine lauern können. Der Text richtet sich ausdrücklich auch an Angehörige, die mitlesen und verstehen möchten, wie sie während dieser sensiblen Zeit eine Stütze sein können.

Unserer Erfahrung nach zeigen sich bei der Unterstützung von Frauen nach einer traumatisch erlebten Geburt vor allem zwei Arten von Herausforderungen: Erstens fühlen sich viele Angehörige – also Partner:innen, Familienmitglieder oder Freunde – oft unsicher. Sie wissen nicht genau, wie sie helfen können oder sollen. Häufig fehlt es an Wissen darüber, was ein Geburtstrauma eigentlich bedeutet. Aus Sorge, etwas falsch zu machen oder

O. Bolt und A. Häne, *Traumatisch erlebte Geburt*,
https://doi.org/10.1007/978-3-662-72027-1_12

die Situation sogar zu verschlimmern, ziehen sich manche lieber zurück – obwohl gerade jetzt Nähe und Unterstützung so wichtig wären. Die zweite Herausforderung ist etwas subtiler: Selbst wenn Angehörige wissen, wie sie helfen könnten, stehen ihnen manchmal eigene Gefühle im Weg. Vielleicht sind sie selbst emotional stark belastet oder überfordert mit dem, was geschehen ist. Diese inneren Hürden können es schwierig machen, wirklich da zu sein.

12.1 Symptome und Verhaltensweisen einordnen und verstehen

Um betroffene Frauen nach einer traumatisch erlebten Geburt zu unterstützen, hilft es, ihre Gefühle und Reaktionen klar einordnen zu können. Dafür ist es erst einmal wichtig, zu wissen, dass wir Menschen einen sogenannten Bedrohungsmodus haben, ein inneres System, welches die Funktion hat, uns vor Gefahren zu schützen. Es wird immer dann aktiv, wenn wir uns bedroht fühlen, und löst Gefühle wie Angst, Wut oder Scham aus. Während der meisten Geburten wird dieses System ab und zu aktiviert. Es beruhigt sich aber wieder, wenn die Geburt vorbei ist und die Frau sich wieder sicher fühlt. Nach einer traumatisch erlebten Geburt ist es anders. Hier gerät der Körper in einen anhaltenden Alarmzustand – so, als wäre die Gefahr noch nicht vorbei. Während der Geburt hat die Frau erlebt, dass Dinge passieren, die außerhalb ihrer Kontrolle liegen. Dies hat bei vielen ein starkes Gefühl der Ohnmacht und Hilflosigkeit ausgelöst. Ihr Bedrohungsmodus hat gelernt, dass es jederzeit wieder gefährlich werden könnte und bleibt dauerhaft verstärkt aktiv. Diese verstärkte Aktivierung soll die betroffene Frau vor weiteren Gefahren schützen, bringt aber auch mit sich, dass sie sich kaum entspannen oder sicher fühlen kann.

> Nach einer traumatisch erlebten Geburt bleibt der Bedrohungsmodus verstärkt aktiviert, auch lange nachdem die Geburt vorbei ist. Dies bedeutet, dass betroffene Frauen schneller angespannt, ängstlich oder gereizt sind und sich kaum entspannen oder sicher fühlen können.

Die Folgen der traumatisch erlebten Geburt können sich auf unterschiedliche Weisen zeigen. Manche Betroffene erleben sogenannte Flashbacks

– Momente, in denen sie plötzlich wieder mitten im schlimmen Erlebnis zu stecken scheinen. Andere träumen immer wieder von der Geburt oder versuchen, das Thema ganz zu vermeiden – sie wollen weder darüber sprechen noch daran erinnert werden. Auch negative Gedanken wie «Ich bin gescheitert» oder «Ich habe versagt» sind häufig vorhanden. Viele Frauen fühlen sich traurig, hoffnungslos oder innerlich angespannt. Einige betroffene Frauen sind schneller gereizt oder ziehen sich vermehrt zurück. All dies sind typische Reaktionen des Körpers auf das Erleben eines Traumas. Damit Angehörige betroffene Frauen gut unterstützen können, ist es wichtig zu verstehen: Die Symptome und Verhaltensweisen, die nach einer traumatisch erlebten Geburt auftreten, sind Reaktionen auf das Erlebte und keine freie Entscheidung. Die Frauen wollen sich nicht so fühlen oder so verhalten. Sie leiden darunter. Wer das erkennt, kann mit mehr Mitgefühl und Verständnis reagieren – und das ist oft schon ein erster wichtiger Schritt zur Unterstützung.

12.2 Raum für die Geburtserfahrung geben

Angehörige und Betroffene vermeiden es häufig, über die Geburt zu sprechen – oft aus Sorge, ihr Gegenüber oder sich selbst emotional zu überfordern oder alte Wunden aufzureißen (Slade et al. 2022). Dabei kann es sehr nützlich sein, sich bewusst Zeit zu nehmen, um über das Erlebte zu sprechen. Solche Gespräche können helfen, die belastende Erfahrung besser zu verarbeiten. Der Einstieg in ein solches Gespräch fällt jedoch nicht immer leicht. In vielen Fällen kann es hilfreich sein, wenn die Angehörigen den ersten Schritt machen und das Gespräch in einem ruhigen, zugewandten Ton eröffnen. Gleichzeitig ist es wichtig zu respektieren, wenn die betroffene Frau selbst bestimmen möchte, wann und wie sie über das Erlebte spricht. Dies kann ihr ein Gefühl von Kontrolle geben – besonders dann, wenn die Erinnerungen noch sehr überwältigend sind. Ein klarer Rahmen kann dabei helfen, das Gespräch für beide Seiten besser handhabbar zu machen. Zum Beispiel kann gemeinsam festgelegt werden, wann und wie lange gesprochen wird. Für Betroffene, die sich danach sehnen, sich mitzuteilen, schafft dies Verlässlichkeit. Für Betroffene, die sich vor dem Gespräch fürchten, bietet ein zeitlich begrenzter Rahmen Schutz vor Überforderung. Im Folgenden finden sich einige Fragen, die als Einstieg in ein solches Gespräch dienen können. Sie sind so formuliert, dass sie einen behutsamen und offenen Zugang zu einem sensiblen Thema ermöglichen, ganz im Sinne einer respektvollen Kommunikation über eine herausfordernde Erfahrung.

Hilfreiche Fragen rund um die traumatisch erlebte Geburt

- Wenn du an die Geburt zurückdenkst, wie geht es dir dabei? Was fühlst du? Was denkst du?
- Wenn du an die Geburt zurückdenkst, gab es besonders schwierige Momente? Gab es auch Momente, die bei dir positive Gefühle hervorrufen?
- Sollen wir noch einmal zusammen durchgehen, wie die Geburt verlaufen ist? Gibt es etwas, was ich machen kann, damit du dich dabei sicherer fühlst? Zum Beispiel deine Hand halten? Oder sollen wir das Gespräch bei einem Spaziergang führen?
- Gibt es etwas, was dir von der Geburt besonders in Erinnerung geblieben ist?
- Wie geht es dir jetzt, wenn du über die Geburt sprichst? Merkst du eine Veränderung in deiner Stimmung oder in deinem Körper?
- Gibt es etwas, was du dir während der Geburt gewünscht hättest, was aber nicht passiert ist?

12.3 Praktische Unterstützung

Eine weitere sehr hilfreiche Form der Unterstützung nach einer traumatisch erlebten Geburt kann darin bestehen, der betroffenen Frau im Alltag praktische Aufgaben abzunehmen – etwa die Versorgung des Babys zu übernehmen, Einkäufe zu erledigen, zu kochen oder den Haushalt zu organisieren. Diese Art der Entlastung verschafft ihr Zeiträume, in denen sie wieder etwas mehr für sich selbst tun kann. Solche Auszeiten sind nicht nur eine Gelegenheit zur Erholung, sondern sie können auch dazu beitragen, wieder mehr Zugang zu Gefühlen wie Entspannung, Ruhe und Sicherheit zu finden. In einem einigermaßen ruhigen Zustand fällt es vielen Betroffenen leichter, sich mit dem Erlebten auseinanderzusetzen, ihre Gefühle zu sortieren und allmählich einen Weg in die Verarbeitung zu finden. Praktische Unterstützung kann auf diese Weise weit mehr sein als nur Hilfe im Alltag – sie schafft den nötigen Raum für Regeneration, Selbstfürsorge und Verarbeitung der traumatischen Erfahrung.

12.4 Wenn Stress ansteckend wirkt oder wie Unterstützung schwierig werden kann

Gefühle sind oft ansteckend. Wenn jemand fröhlich und ausgelassen ist, kann dies unsere eigene Stimmung heben. Umgekehrt kann uns die Traurigkeit oder Gereiztheit eines nahestehenden Menschen runterziehen. Das gilt auch für die innere Anspannung oder den Stress von Frauen nach einer traumatisch erlebten Geburt: Diese Gefühle können auf Angehörige abfärben. Möglicherweise wirken betroffene Frauen häufiger gereizt, frustriert oder zurückgezogen – was wiederum bei den Angehörigen Gefühle von Traurigkeit, Wut oder Hilflosigkeit auslöst. Es kann den Angehörigen manchmal sogar so vorkommen, als wären sie der Stimmung der betroffenen Frau ausgeliefert. Bei Partner:innen von betroffenen Frauen kommen nicht selten auch Sorgen und Zweifel hinsichtlich der Beziehung auf. Wenn Angehörige selbst müde oder überfordert sind oder innerlich unter Druck stehen, passiert diese *emotionale Ansteckung* noch schneller. Der oben genannte Bedrohungsmodus wird dann auch bei ihnen aktiv, wodurch es schwieriger wird, gelassen und unterstützend zu bleiben. Das folgende Praxisbeispiel zeigt, wie sich zwei Menschen emotional gegenseitig anstecken können – ihre Bedrohungsmodi schaukeln sich gegenseitig auf, bis eine konstruktive Kommunikation kaum noch möglich scheint.

Praxisbeispiel

Während der Geburt kam es bei Emilia zu unerwarteten medizinischen Komplikationen – die Situation wurde plötzlich bedrohlich, und sie hatte große Angst, ihr Baby zu verlieren. Dieses Gefühl von Angst und Ohnmacht blieb auch nach der Geburt bestehen. Im Wochenbett fühlte sie sich von den betreuenden Fachpersonen – Ärzt:innen und Hebammen – wenig wahrgenommen und allein gelassen. Besonders belastend war für sie, dass das Stillen in der ersten Woche nicht funktionierte und die erhoffte Unterstützung durch die Stillberaterin im Krankenhaus ausblieb. Als sie nach Hause kam, fühlte sie sich mit ihrer neuen Rolle als Mutter völlig überfordert. Sie war ständig angespannt, konnte kaum zur Ruhe kommen, weinte viel und empfand innerlich eine große Leere. Ihr Partner bemerkte diese Veränderung – und erkannte seine sonst so lebendige und zugewandte Partnerin kaum wieder. Doch auch er selbst fühlte sich in seiner neuen Rolle als Vater überfordert. Die Verantwortung für das Kind, der ständige Schlafmangel und das Gefühl, seiner Partnerin nicht helfen zu können, verunsicherten ihn zunehmend. Er wusste nicht, was Emilia in ihrer Situation brauchte – und aus Angst, alles noch schlimmer zu machen, zog er sich mehr und mehr zurück. Er sprach weniger, vermied schwierige Themen und war oft abwesend – körperlich oder innerlich. Emilia hingegen wünschte sich genau das Gegenteil: mehr Nähe, mehr Unterstützung, jemanden, der wirklich

da ist. Sie fühlte sich allein – emotional wie praktisch. Der Rückzug ihres Partners wurde für sie zu einem weiteren Zeichen dafür, dass sie alles allein bewältigen musste und niemand für sie da war. So gerieten sie in einen schmerzhaf-
ten Teufelskreis: Beide waren überfordert, beide fühlten sich allein – und mit
jedem Tag wuchs die Distanz zwischen ihnen. In dieser Dynamik befanden sich
letztlich beide im Bedrohungsmodus. Emilia reagierte mit Anspannung, Traurigkeit und Rückzug, ihr Partner mit Hilflosigkeit, Unsicherheit und ebenfalls
Rückzug. Dabei wollten beide eigentlich dasselbe: gesehen, verstanden und unterstützt werden.

Da die Bedrohungsmodi sich gegenseitig hochschaukeln können (siehe
Abb. 12.1), ist es entscheidend, dass sowohl Angehörige als auch betroffene
Frauen individuell erkennen lernen, wann sie sich im Bedrohungsmodus
befinden. Dies ist auch deshalb so wichtig, weil aus dem Bedrohungsmodus heraus häufig unerwünschte Reaktionen erfolgen. Statt die eigenen Gefühle zu zeigen, wird eher versucht, sich zu schützen – zum Beispiel durch
Rückzug, Vorwürfe oder Schweigen. So kann es passieren, dass anstelle eines
ehrlichen «Ich bin verletzt und brauche Nähe» eher ein gereiztes «Du bist
immer so distanziert!» kommuniziert wird. Oder es folgt ein innerlicher oder
äußerlicher Rückzug in der Hoffnung, dass die Anspannung und andere negative Gefühle von selbst wieder verschwinden – wobei Rückzug oft auch
den Verlust des emotionalen Kontakts untereinander bedeutet.

12.5 Mitgefühl: Der Weg aus dem Bedrohungsmodus

Das menschliche Nervensystem kommt besonders gut zur Ruhe, wenn es
auf Verständnis und eine annehmende, zugewandte Haltung trifft. Diese
Haltung wird oft als mitfühlend beschrieben. Mitgefühl entsteht jedoch
nicht automatisch oder auf Knopfdruck. Besonders in stressreichen Zeiten –
wie nach der Geburt eines Kindes – kann es herausfordernd sein, diese mitfühlende Haltung einzunehmen. Wenn Angehörige selbst bereits am Limit
sind, ist es wichtig, dass sie sich zuerst selbst Mitgefühl entgegenbringen,
indem sie die eigene Belastung anerkennen. Die Frage «Was würde mir in
dieser Situation guttun? Was brauche ich jetzt?» kann ein erster Schritt sein,
um wieder mehr die eigene Balance zu finden. Dann kann auch der betroffenen Frau gegenüber wieder mehr Mitgefühl entgegengebracht werden. Zum
Beispiel: Anstatt auf ihre Kritik sofort mit Abwehr zu reagieren, gelingt es
dann zum Beispiel zu sagen: «Ich merke, dass du frustriert bist. Magst du

mir sagen, was dir gerade fehlt?» Wenn es gelingt, hinter der Wut die eigentlichen Bedürfnisse zu erkennen, wird es leichter, miteinander in Verbindung zu bleiben – auch in schwierigen Phasen. Abb. 12.1 zeigt anschaulich, wie sich Bedrohungsmodi gegenseitig beeinflussen – und wie Mitgefühl als Gegenmittel wirken kann, um wieder in einen vertrauensvollen und unterstützenden Austausch zu kommen.

Falls Angehörige noch mehr über Mitgefühl lernen möchten, empfehlen wir, Kap. 8 oder 10 zu lesen, welche ausführlich beschreiben, was eine solche Haltung beinhaltet und wie sie trainiert werden kann. In diesem Kapitel wurden verschiedene Möglichkeiten aufgezeigt, wie betroffene Frauen nach einer traumatisch erlebten Geburt unterstützt werden können. Trotzdem kann es vorkommen, dass Angehörige und Betroffene an ihre Grenzen

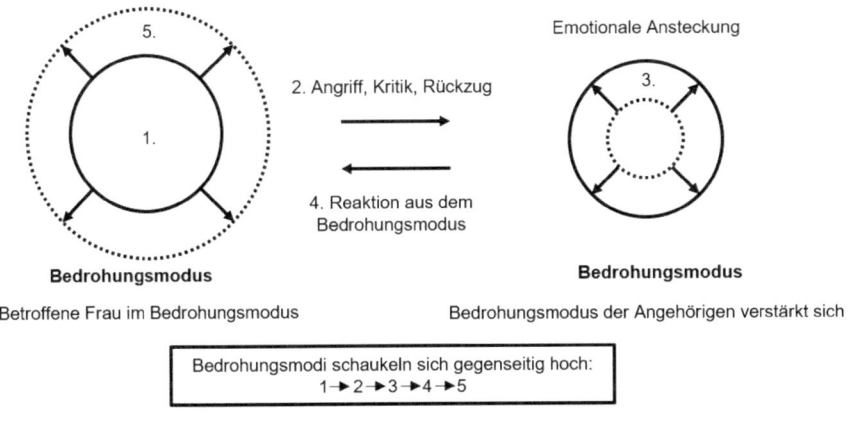

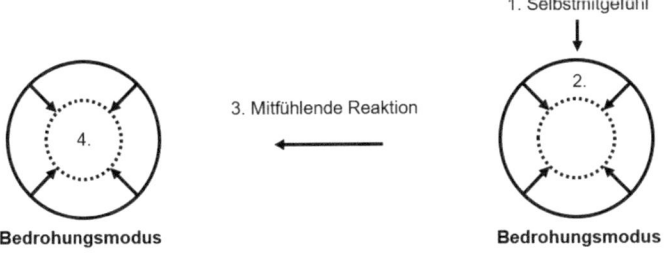

Abb. 12.1   Der Einfluss von Mitgefühl auf zwei aktivierte Bedrohungsmodi

stoßen – etwa, wenn sich immer wieder dieselben belastenden Kommunikationsmuster zeigen oder beide das Gefühl haben, sich nicht mehr richtig zu erreichen. In solchen Situationen kann es sehr hilfreich sein, sich professionelle Unterstützung zu holen. Eine außenstehende Fachperson kann dabei helfen, festgefahrene Dynamiken zu erkennen, neue Wege im Miteinander zu finden und gemeinsam einen Umgang mit dem Erlebten zu entwickeln. In Kap. 13 sind verschiedene Anlaufstellen aufgeführt.

Das Wichtigste in Kürze
Angehörige können nach einer traumatisch erlebten Geburt sowohl praktisch als auch emotional unterstützen. Dabei ist es hilfreich, die Auswirkungen der traumatischen Erfahrung zu verstehen – insbesondere die Aktivierung des inneren Bedrohungsmodus, was zu Stress, Gereiztheit oder Rückzug führen kann. Gespräche über die belastende Geburtserfahrung können bei der Verarbeitung helfen. Angehörige können diesen Dialog behutsam anstoßen – immer unter Berücksichtigung des Tempos und der Bereitschaft der betroffenen Frau. Praktische Entlastung, etwa durch die Übernahme von Alltagsaufgaben, kann den Stresspegel senken und Raum für persönliche Erholung und Selbstfürsorge schaffen. Es ist unterstützend, achtsam wahrzunehmen, wann sowohl betroffene Frauen als auch Angehörige im sogenannten Bedrohungsmodus sind – also in einem Zustand innerer Anspannung. In solchen Momenten kann eine mitfühlende Haltung beinhalten, sich selbst und dem anderen zu helfen, wieder in einen besseren emotionalen Kontakt zu kommen.

Literatur

Slade P, Murphy A, Hayden E (2022) Identifying post-traumatic stress disorder after childbirth. BMJ (Clinical Research Ed.) 377:e067659. https://doi.org/10.1136/bmj-2021-067659

13

Professionelle Hilfe finden

Inhaltsverzeichnis

> Du hast in diesem Ratgeber verschiedene Strategien kennengelernt, die dir dabei helfen können, dich nach einer belastenden oder traumatisch erlebten Geburt selbst zu unterstützen. Diese Übungen und Gedankenanstöße zielen darauf ab, dir Werkzeuge an die Hand zu geben – kleine Schritte, mit denen du wieder mehr Sicherheit, Mitgefühl und Ruhe in deinen Alltag bringen kannst. Vielleicht hast du bereits gemerkt, dass dir manche dieser Methoden guttun. Vielleicht hast du dich in dem einen oder anderen Moment verstanden oder gehalten gefühlt – von dir selbst oder auch von deinem inneren, mitfühlenden Gegenüber. Möglicherweise spürst du aber auch, dass diese Strategien im Moment (noch) nicht ausreichen.

Vielleicht fällt es dir schwer, die Übungen umzusetzen, weil die Belastungen zu stark sind. Vielleicht hast du den Eindruck, von deinen Gedanken und Gefühlen überwältigt zu werden – oder du hast festgestellt, dass sich seit der Geburt etwas in dir verändert hat. Wenn das der Fall ist, dann gilt vor allem eines: Du bist damit nicht allein – und du darfst dir Unterstützung suchen. Traumatisch erlebte Geburten können tiefe Spuren hinterlassen. Es ist keine Schwäche, wenn du das nicht allein schaffst – im Gegenteil: Es ist ein Akt von Stärke und Selbstfürsorge, dir in so einer Situation Hilfe zu holen. Sprich mit einer Psychotherapeutin oder einem Psychotherapeuten, die Erfahrung mit Geburtstraumata, postpartalen Belastungen oder ähnlichen Themen haben. Sie können dir helfen, deine Erfahrungen in einem sicheren Raum zu verarbeiten, neue Perspektiven zu entwickeln und den nächsten Schritt zu gehen – gemeinsam, nicht allein. Wenn du merkst, dass dich bestimmte Themen nicht loslassen oder dich im Alltag stark einschränken, dann nimm diese innere Stimme ernst, die sagt: «Ich brauche Unterstützung.»

13.1 Psychotherapeutische Unterstützung

Die psychische Reaktion auf eine traumatisch erlebte Geburt kann unterschiedlich stark ausfallen. Wenn du dir unsicher bist, ob du psychotherapeutische Unterstützung in Anspruch nehmen möchtest, kann es helfen, dich zu fragen, wie sehr dich die psychischen Symptome im Familienalltag belasten und einschränken. Es ist aus psychologischen Studien bekannt, dass selbst eine schwere psychische Symptomatik wie eine PTBS in bis zu 44 % der Fälle auch ohne psychotherapeutische Behandlung nachlässt (Horsch et al. 2024; Morina et al. 2014). Die Aufnahme einer Psychotherapie wird daher in der Regel frühestens mit einem zeitlichen Abstand von vier bis sechs Monaten nach der Geburt empfohlen, um eine Reduktion der Symptomatik ohne therapeutische Intervention abzuwarten. Selbstverständlich ist es auch möglich, früher oder wiederum deutlich später psychotherapeutische Hilfe aufzusuchen.

Für die psychotherapeutische Behandlung einer psychischen Störung als Folge einer traumatisch erlebten Geburt eignen sich Psychotherapeut:innen mit einer Zusatzausbildung in Psychotraumatologie. Gemäß der S3-Leitlinien für die Behandlung von Traumafolgestörungen stellen die *kognitive Verhaltenstherapie (KVT)* und die *Eye Movement Desensitization and Reprocessing Therapy (EMDR)* geeignete Ansätze für die Bearbeitung von Traumata dar (Schäfer et al. 2019). Spezifische Therapieansätze innerhalb der kognitiven Verhaltenstherapie sind unter anderen die *narrative Expositionstherapie (NET)* sowie die *Imagery Rescripting and Reprocessing Therapy (IRRT)*. Während sich NET insbesondere für Menschen mit mehrfachen oder komplexen Traumatisierungen eignet (Neuner et al. 2021), ist die IRRT-Methode ein psychotherapeutisches Verfahren, das zur Bearbeitung belastender Erinnerungen und Traumata eingesetzt werden kann – wie beispielsweise bei posttraumatischer Belastungsstörung, aber auch bei Depressionen, Angst- und Zwangsstörungen sowie ausgeprägten Schuld- und Schamgefühlen (Schmucker und Köster 2023). Die hier im Buch vorgeschlagenen Selbsthilfestrategien stammen aus der *Compassion Focused Therapy (CFT)*. Bei der CFT handelt es sich um eine der aktuelleren Weiterentwicklungen der kognitiven Verhaltenstherapie (Gilbert 2011). Sie stellt eine effektive psychotherapeutische Intervention bei psychischer Belastung in der Peripartalzeit dar (Millard und Wittkowski 2023). Für die Aufarbeitung von traumatisch erlebten Geburten ist die CFT deshalb so geeignet, weil sie unabhängig von der jeweiligen Symptomatik und auch unabhängig von einer Diagnose sowohl bei leichter als auch mittelschwerer Symptomatik eingesetzt werden kann (Cree 2015). Spezifisch adressiert der CFT-Ansatz durch die Aktivierung des Beruhigungssystems die Entwicklung von Selbstmitgefühl sowie den Abbau von Schuld- und Schamgefühlen und fördert dadurch auch die Beziehung zum eigenen Kind und zu Partner:innen (Cree 2015).

13.2 Anlaufstellen

Nach einer traumatisch erlebten Geburt ist es für Betroffene häufig hilfreich, sich an eine spezialisierte Anlaufstelle zu wenden, welche sich für die psychische Gesundheit von Müttern und Eltern einsetzt. Hilfreiche Informationen und Beratungen bieten unterschiedliche Anlaufstellen und Vereine. Diese können in den meisten Fällen auch den Kontakt zu Psychotherapeut:innen mit Erfahrung in der Peripartalzeit herstellen.

Deutschland

Hilfetelefon für Frauen nach schwierigen Geburtserfahrungen
   https://www.hilfetelefon-schwierige-geburt.de
Gemeinnütziger Verein Schatten & Licht e.V. Beratung und Selbsthilfegruppen für Krisen rund um die Geburt
   https://www.schatten-und-licht.de
Deutsche Psychotherapeutenvereinigung (DPtV)
   https://www.dptv.de
Marcé Gesellschaft für Peripartale Psychische Erkrankungen e.V.
   https://marce-gesellschaft.de

Österreich

Hilfetelefon schwierige Geburt. Ein Projekt des Vereins Rückhalt
https://www.hilfetelefon-schwierige-geburt.at
Gesundheit.GV.AT Öffentliches Gesundheitsportal Österreichs
https://www.gesundheit.gv.at/leben/eltern/geburt/geburtsablauf/geburts-
komplikationen.html
Berufsverband österreichischer PsychologInnen (BöP)
https://www.boep.or.at/psychologische-behandlung/helpline
Frühe Hilfen AT – Unterstützung und Informationen zu Schwangerschaft,
Geburt, frühe Kindheit und Elternschaft
https://fruehehilfen.at

Schweiz

Organisation Peripartо Schweiz – Anlaufstelle für Betroffene und Angehörige von psychischen Störungen rund um die Geburt
https://www.peripartо.ch
Föderation Schweizer Psycholog:innen FSP
https://www.psychologie.ch/de/psycholog-innen

Literatur

Cree M (2015) The compassionate mind approach to postnatal depression: Using
compassion focused therapy to enhance mood, confidence and bonding. Robinson
Gilbert P (2011) Mitgefühl: Wie wir Mitgefühl nutzen können, um Glück und
Selbstakzeptanz zu entwickeln und es uns wohl sein zu lassen (1. Auflage). Arbor
Verlag
Horsch A, Garthus-Niegel S, Ayers S, Chandra P, Hartmann K, Vaisbuch E, Lalor J
(2024) Childbirth-related posttraumatic stress disorder: Definition, risk factors,
pathophysiology, diagnosis, prevention, and treatment. Am J Obstet Gynecol
230(3S):S1116–S1127. https://doi.org/10.1016/j.ajog.2023.09.089
Millard LA, Wittkowski A (2023) Compassion focused therapy for women in the
perinatal period: A summary of the current literature. Front Psych 14:1288797.
https://doi.org/10.3389/fpsyt.2023.1288797
Morina N, Wicherts JM, Lobbrecht J, Priebe S (2014) Remission from post-
traumatic stress disorder in adults: A systematic review and meta-analysis of

long term outcome studies. Clin Psychol Rev 34(3):249–255. https://doi.org/10.1016/j.cpr.2014.03.002

Neuner F, Catani C, Schauer M (2021) Narrative Expositionstherapie (NET) (1. Aufl.). Hogrefe. https://doi.org/10.1026/03097-000

Schäfer I, Gast U, Hofmann A, Knaevelsrud C, Lampe A, Liebermann P, Lotzin A, Maercker A, Rosner R, Wöller W (2019) S3-Leitlinie Posttraumatische Belastungsstörung. Springer

Schmucker M, Köster R (2023) Praxishandbuch IRRT: Imagery Rescripting & Reprocessing Therapy bei Traumafolgestörungen, Angst, Depression und Trauer (Sechste, durchgesehene Auflage). Klett-Cotta

14

Die zehn häufigsten Fragen

In unserer täglichen Arbeit als Psychotherapeutinnen stellen wir fest, dass bestimmte Unsicherheiten immer wieder auftreten. In diesem Kapitel beantworten wir die zehn häufigsten Fragen rund um das Thema traumatisch erlebte Geburt.

Frage 1: Warum war die Geburt so schlimm für mich, obwohl alles gut gegangen ist?
Es kommt häufig vor, dass die eigene Geburt als traumatisch empfunden wurde, obwohl es medizinisch betrachtet weder zu unerwarteten schwerwiegenden Komplikationen oder Verletzungen von dir oder deinem Baby kam und keine objektive Lebensgefahr für dich oder dein Baby bestand. Eine traumatisch erlebte Geburt ist subjektiv definiert und geht oft mit dem Gefühl von Hilflosigkeit oder eines Kontrollverlusts einher.

Frage 2: Bin ich schuld an dem, was passiert ist?
Nach einer Geburt, die als traumatisch erlebt wurde, fühlen sich viele Frauen schuldig oder machen sich selbst Vorwürfe. Sie fragen sich zum Beispiel: «Warum habe ich nicht anders reagiert?» oder sind der Überzeugung, «Wenn ich mich mehr eingesetzt hätte, wäre das Trauma vielleicht verhinderbar gewesen!». Diese Selbstzweifel und Selbstkritik sind zwar schmerzhaft, können aber auch das Gefühl vermitteln, irgendwie Einfluss auf das Geschehen gehabt zu haben. Tatsächlich ist es aber so: Eine Geburt ist ein komplexes Geschehen, bei dem vieles außerhalb unserer Kontrolle liegt.

O. Bolt und A. Häne, *Traumatisch erlebte Geburt,*
https://doi.org/10.1007/978-3-662-72027-1_14

Nicht alles lässt sich vorhersehen oder beeinflussen – weder von der Gebärenden noch vom medizinischen Personal.

Frage 3: Warum habe ich ständig Flashbacks, Angst und Schlafstörungen?

Durch eine traumatische Erfahrung wird dein Bedrohungsmodus automatisch aktiviert, der mit emotionalen, gedanklichen und körperlichen Reaktionen einhergeht. Lebendige Wiedererinnerungen an das Trauma, sogenannte Flashbacks, werden durch Reize wie Gerüche, Worte, Personen oder sogar eigene Gedanken ausgelöst, die dich an deine Geburt erinnern, auch wenn diese längst vorbei ist. Ein aktivierter Bedrohungsmodus geht auf der körperlichen Ebene mit innerer Unruhe und Übererregung einher, was zu Schlafstörungen führen kann. Emotional können Ängste, Gereiztheit oder Wut aufkommen.

Frage 4: Warum fühle ich mich nicht glücklich und verbunden mit meinem Kind?

Nach einer traumatisch erlebten Geburt haben viele Mütter das Gefühl, ihrem Kind keinen guten Start ins Leben ermöglicht zu haben. Das kann Selbstzweifel auslösen und das innere Stresssystem zusätzlich belasten. Ist dieses aktiviert, fällt es oft schwer, positive Gefühle wie Nähe oder Verbundenheit zu spüren – auch zum eigenen Kind. Hilfe kann das bewusste Aktivieren des inneren Beruhigungssystems bieten: etwa durch Atemübungen, Körperwahrnehmung, tröstende Worte oder die Nähe zu unterstützenden Menschen.

Frage 5: Darf ich mich schlecht fühlen, wo doch das Baby gesund ist?

Eine traumatisch erlebte Geburt ist ein tiefgreifendes Erlebnis – und es ist völlig verständlich, dass sie dich noch lange belastet. Auch wenn dein Baby gesund geboren wurde, zählen deine eigenen Gefühle. Entscheidend ist nicht nur das Ergebnis, sondern wie du dich während der Geburt gefühlt hast. Momente von Kontrollverlust, Angst oder Hilflosigkeit können emotional nachwirken. Diese Gefühle ernst zu nehmen, ist ein wichtiger Schritt bei der Verarbeitung.

Frage 6: Wie kann ich mit traumatischen Erinnerungen, Ängsten und Schlafschwierigkeiten umgehen?

Nach einer traumatisch erlebten Geburt reagieren viele Frauen mit starken Emotionen oder körperlichen Symptomen. Das ist eine normale Reaktion auf eine extrem belastende Situation: Das körpereigene Alarmsystem bleibt oft noch aktiv, als würde die Gefahr immer noch bestehen. Typische Anzeichen dafür sind Anspannung, Schlafprobleme, Schreckhaftigkeit oder Flashbacks. Um wieder zur Ruhe zu kommen, hilft es, gezielt das innere Beruhigungssystem zu aktivieren – etwa durch Atemübungen oder Selbstmitgefühl. Wenn die Beschwerden anhalten, ist es wichtig, professionelle Hilfe in Anspruch zu nehmen.

Frage 7: Habe ich eine posttraumatische Belastungsstörung (PTBS)?

Eine PTBS kann als Folge eines traumatischen Ereignisses auftreten. Damit die Diagnose gestellt werden darf, müssen mindestens drei Kriterien erfüllt sein. Dazu zählt das Wiedererleben des Traumas (zum Beispiel anhand von Flashbacks), die Vermeidung von Erinnerungen an das Trauma sowie ein anhaltend gesteigertes Bedrohungsgefühl (Schreckhaftigkeit, innere Unruhe). Eine PTBS-Diagnose darf frühestens vier Wochen nach einem traumatischen Ereignis gestellt werden, oft treten die Symptome aber auch zeitlich verzögert auf.

Frage 8: Wie kann ich mit meinem Partner oder meiner Partnerin darüber sprechen?

Eine belastende oder traumatisch erlebte Geburt betrifft oft beide Partner:innen. Viele Paare tun sich jedoch schwer, offen darüber zu sprechen – aus Angst vor Überforderung, Missverständnissen oder Konflikten. Dabei kann ein wertschätzender Austausch sehr heilsam sein, wenn beide Raum für ihre Perspektiven bekommen. Unterschiede im Erleben sind normal. Während manche viel reden möchten, brauchen andere erst Zeit für sich. In solchen Fällen kann es helfen, feste Gesprächszeiten mit klaren Grenzen zu vereinbaren – so entsteht ein sicherer Rahmen für wechselseitiges Verstehen.

Frage 9: Ich habe große Angst vor einer weiteren Schwangerschaft und vor einer weiteren Geburt. Kann ich jemals wieder angstfrei eine weitere Geburt erleben?

Nach einer traumatisch erlebten Geburt entwickeln viele Betroffene Ängste vor einer Folgeschwangerschaft und die Entscheidung für ein weiteres Kind kann sich verzögern. Oft kommt es als Folge zu einer ausgeprägten Angst vor einer weiteren Geburt. Es ist daher empfehlenswert, sich spätestens bei Eintritt einer Folgeschwangerschaft professionelle Hilfe zu suchen – einerseits, um Strategien im Umgang mit den Ängsten zu erlernen, und andererseits, um die traumatisch erlebte Geburt in einer Psychotherapie zu verarbeiten, bevor die nächste Geburt ansteht.

Frage 10: Wo finde ich Unterstützung?
Unterstützung bieten Selbsthilfeorganisationen, welche spezialisiert sind für peripartale psychische Erkrankungen (siehe Kap. 13). Viele Betroffene machen die Erfahrung, dass ein Gespräch mit Fachpersonen hilfreich ist. Wenn du darüber hinaus das Erlebte psychotherapeutisch verarbeiten möchtest, eignen sich dafür Psychotherapeut:innen mit einer Ausbildung in Psychotraumatologie oder in Peripartalpsychotherapie.

Ausblick

Dieser Ratgeber entstand aus einer gemeinsamen Überzeugung – die Zeit rund um die Geburt geht für eine Mutter mit einem besonderen emotionalen Erleben einher, welches in dieser Form einzigartig ist. Aus der täglichen Arbeit mit Müttern lassen sich wiederkehrend ähnliche Herausforderungen rund um die Geburt beobachten, welche sich oft in einer psychischen Belastung und ausgeprägten Scham- und Schuldgefühlen zeigen. Während viele Frauen ihre Geburt als ein positives Ereignis in Erinnerung haben, sind rund ein Drittel aller Frauen durch ihr Geburtserlebnis traumatisiert.

Mit diesem Ratgeber möchten wir die psychologische Perspektive auf die Zeit rund um die Geburt beleuchten und dabei die komplexen Wechselwirkungen zwischen der Biologie der Schwangerschaft und der Geburt sowie den gesellschaftlichen Vorstellungen dazu berücksichtigen. Wir hoffen, damit einen Beitrag zu einem neuen Narrativ über die Geburt und das Geburtserleben zu leisten. Dafür haben wir spezifisches psychologisches Wissen zusammengetragen und stellen daraus abgeleitet einen psychologischen Ansatz zur Selbsthilfe vor. Indem betroffene Frauen darin unterstützt werden, mit einem für sie neuen, mitfühlenden Blick auf ihre Geburt zurückzuschauen, lassen sich damit einhergehende belastende Gefühle beruhigen. Wir wünschen uns durch diesen Ratgeber, gerade diesen Frauen zu mehr Selbstvertrauen und einem positiven Selbstbild zu verhelfen, deren Start ins Familienleben besonders erschütternd war.

O. Bolt und A. Häne, *Traumatisch erlebte Geburt*, https://doi.org/10.1007/978-3-662-72027-1

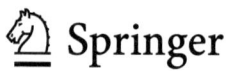

Springer

Nils Spitzer

Schritte ins Ungewisse

Wie sich Ungewissheit im Leben besser aushalten lässt

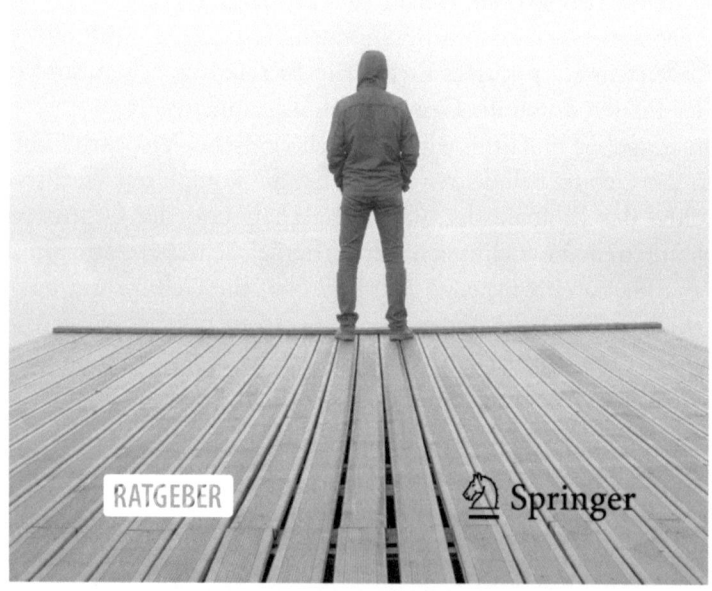

RATGEBER

Springer

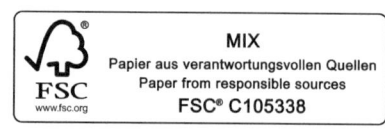